AF382213

Classique Érotique

PASSION SEXUELLE ET FOLIE ÉROTIQUE

Traité médico-érotique

Écrit par
Docteur Gastyano

PREMIERE PARTIE
LES TROUBLES PHYSIOLOGIQUES

I
La folie d'amour

La folie érotique consiste dans un amour excessif, tantôt pour un objet réel, tantôt pour un objet imaginaire ; dans cette maladie, l'imagination seule est lésée ; il y a erreur dans l'entendement. C'est une affection mentale, dans laquelle les idées amoureuses sont fixes et dominantes.

L'érotomanie diffère essentiellement de la nymphomanie et du satyriasis. Dans ceux-ci, le mal vient des organes reproducteurs, dont l'irritation réagit sur le cerveau. Dans l'érotomanie, l'amour est dans la tête. Tandis que les propos les plus sales, les actions les plus honteuses, les plus humiliantes caractérisent la nymphomanie et le satyriasis, l'érotomanie ne songe pas même aux faveurs qu'il pourrait espérer de l'objet de sa folle tendresse. Quelquefois même, l'amour a pour objet des êtres qui ne sauraient le satisfaire.

Dans l'érotomanie, les yeux sont vifs, animés, le regard passionné, les propos tendres, les actions expansives. Mais ceux qui en sont affectés ne sortent jamais des bornes de la décence ; ils s'oublient en quelque sorte eux-mêmes ; ils vouent à leur divinité un culte pur, souvent secret ; ils s'en rendent esclaves, ils sont en extase, contemplant ses perfections souvent imaginaires ; désespérés par l'absence, leur regard est alors abattu ; ils sont pâles, les traits s'altèrent ; ils perdent le sommeil et l'appétit, ils sont inquiets, rêveurs, coléreux. Le retour les rend ivres de joie, le bonheur dont ils jouissent se montre dans toute leur personne et se répand sur tout ce qui les entoure ; leur activité musculaire augmente, mais elle est convulsive ; ils parlent beaucoup, et toujours de leur amour ; pendant le sommeil, ils ont des rêves, ils sont sujets à des illusions de sensations, qui ont enfanté les *succubes* et les *incubes*.

L'érotomanie ne se présente pas toujours avec les mêmes caractères que nous venons d'indiquer ; quelquefois, elle se marque sous des dehors trompeurs ; alors elle est plus funeste, les malades ne déraisonnent pas, mais ils sont tristes, mélan-coliques, sombres.

Ils tombent dans la *fièvre érotique* qui a une marche plus ou moins aiguë, plus ou moins funeste.

Une jeune personne, sans mal physique apparent, sans cause connue, devient triste, rêveuse ; son visage prend un teint pâle, les yeux se cavent, les larmes coulent, elle éprouve des lassitudes spontanées, elle gémit, pousse des soupirs ; elle évite ses parents, tout l'ennuie. Elle ne mange pas, elle ne dort que d'un sommeil troublé. Ses parents croient, par le mariage, la retirer de cet état qui les inquiète ; elle accepte d'abord avec indifférence les partis qu'on lui propose, puis elle les refuse obstinément ; le mal va croissant, la fièvre se déclare, on observe des mouvements convulsifs, quelques idées disparates, surtout des actions bizarres ; peu à peu, la jeune personne tombe dans le marasme et meurt. La mort a dévoré son secret ; la honte, la crainte de déplaire à sa famille l'ont déterminée à cacher les désordres de son cœur et la vraie cause de sa maladie.

Une jeune fille de Lyon devint amoureuse d'un de ses parents à qui elle était promise en mariage.

Les circonstances s'opposèrent à l'accomplissement des promesses données aux deux amants ; le père exigea l'éloignement du jeune homme. A peine est-il parti, que cette demoiselle tombe dans une profonde tristesse, ne parle point, reste couchée, refuse toute nourriture. Toutes les sécrétions se suppriment ; elle rejette toutes les prières, toutes les consolations de ses parents, de ses amis. Après cinq jours vainement employés à vaincre sa résolution, on se décide à rappeler son amant ; il n'était plus temps, elle succombe le sixième jour dans ses bras. Lorsque l'érotomanie n'a pas une terminaison aussi prompte, elle dégénère comme toutes les monomanies ; le délire s'étend à un plus grand nombre d'idées ; il s'établit une sorte de délire général qui, assez souvent, par les progrès de l'âge, finit par la démence dans laquelle on retrouve encore les premiers éléments du désordre intellectuel et moral qui a caractérisé le début de la maladie.

L'érotomanie, comme toutes les mélancolies qui semblent n'être que l'extrême d'une forte passion, conduit au suicide en produisant le désespoir ou la certitude de n'obtenir jamais l'objet aimé. Le délire érotique cause souvent l'onanisme, l'hystérie, le satyriasis, la nymphomanie ; « car, dit Lory, la fièvre érotique s'accompagne d'une sorte d'éréthisme des organes de la génération ».

La mélancolie amoureuse se complique avec la manie ; en voici un exemple typique cité par Guersant :

« Une dame âgée de trente-deux ans, d'une taille élevée, d'une constitution forte, ayant les yeux bleus, la peau blanche, les cheveux châtains, avait été mise dans une maison d'éducation, où le plus brillant avenir, où les plus hautes prétentions s'offraient en perspective aux jeunes personnes qui en sortaient. Quelque temps après son mariage, elle aperçoit un jeune homme d'un rang plus élevé que son mari ; aussitôt elle devient éprise de lui ; elle murmure de sa position, ne parle qu'avec mépris de son mari ; elle se refuse à vivre avec lui, finit par le prendre en aversion ainsi que ses proches parents qui s'efforcent vainement de la ramener de son égarement.

Le mal augmente, il faut la séparer de son mari, elle parle sans cesse de l'objet de sa passion, elle devient difficile, capricieuse, colère, elle s'échappe de chez ses parents pour courir après lui ; elle le voit partout, elle l'appelle par ses chants passionnés ; c'est le plus beau, le plus grand, le plus aimable, le plus parfait des hommes ; elle assure qu'elle est sa femme, qu'elle n'a jamais connu d'autre mari ; c'est lui qui vit dans son cœur, qui en dirige tous les mouvements, qui règle ses pensées, qui gouverne ses actions ; elle a eu un enfant de lui qui sera accompli comme son père.

On la surprend souvent dans une sorte d'extase, de ravissement ; alors son regard est fixe et le sourire est sur ses lèvres ; elle lui adresse constamment des lettres, elle fait des vers, qu'elle anime des expressions les plus amoureuses, elle les copie souvent et avec soin, ils expriment la passion la plus violente, ils sont la preuve d'une vertu parfaite.

Si elle se promène, elle marche avec vivacité, comme si elle était très occupée ; ou bien elle marche avec lenteur, avec fierté ; elle évite la rencontre des hommes qu'elle méprise et qu'elle met bien au-dessous de son amant.

Cependant, elle n'est pas toujours indifférente aux marques d'intérêt qu'on lui donne ; mais toutes expressions peu mesurées l'offensent, et aux instances qu'on peut lui faire, elle oppose le nom, le mérite, la profession de celui qu'elle adore.

Souvent, pendant le jour et durant la nuit, elle parle seule, tantôt à haute voix, tantôt à voix basse ; tantôt elle rit, tantôt elle pleure, tantôt elle se fâche dans ses entretiens solitaires. Si on l'avertit de cette loquacité, elle assure qu'on l'a contrainte de parler ; le plus souvent, c'est son *amant qui cause avec elle par des moyens connus de lui seul* ; quelquefois, que des jaloux s'efforcent de traverser son bonheur en troublant ses entretiens et en lui donnant des coups. Je l'ai vu prête à entrer en fureur après avoir poussé un grand cri, et m'assurer qu'on venait de la frapper.

Dans d'autres circonstances, la face devient rouge, les yeux étincelants ; elle s'emporte contre tout le monde, elle pousse des cris affreux, elle ne connaît plus ni parents ni amis ; elle est furieuse et profère les injures les plus menaçantes.

Cet état persiste quelquefois deux ou trois jours et même plus ; elle éprouve alors des douleurs atroces à l'épigastre et au cœur. Ces douleurs, dit-elle, elle ne pourrait les supporter sans la force que lui communique son amant ; elles sont causées par ses parents, par ses amis, quoiqu'ils soient éloignés même de plusieurs lieues, ou par des personnes qui sont auprès d'elle. Un grand appareil de force lui en impose, elle pâlit, tremble ; l'écoulement des larmes termine l'accès.

Cette dame, raisonnable sous tout autre rapport, travaille, surveille très bien les objets qui sont à sa convenance et à son usage ; elle rend justice au mérite de son mari, à la justice de ses parents, mais ne peut voir le premier, ni vivre avec les autres.

Les menstrues sont régulières, abondantes, les paroxysmes d'emportement ont lieu quelquefois aux époques menstruelles, mais pas toujours ; elle mange par caprice, et toutes ses actions participent au désordre et à la bizarrerie de sa passion déli-rante ; elle dort peu, son sommeil est troublé par des rêves et même par le cauchemar ; elle a souvent de longues insomnies et alors elle se promène, parle seule et chante ; cet état persiste depuis quelques années. Un traitement méthodique d'un an, l'isolement, les bains tièdes, les douches, rien n'a pu la rendre à la raison. »

Voici encore un exemple rapporté par Guersant :

« Une demoiselle, âgée de trente-deux ans, accablée de la perte d'une fortune considérable, devenue triste, assiste à une leçon d'un professeur célèbre de la capitale ; dès ce moment, elle ne cesse de parler de ce professeur ; bientôt elle se croit enceinte de lui, les menstrues se suppriment, ce qui la confirme dans son idée de grossesse ; les coliques que la suppression cause sont des nouvelles preuves de la présence de l'enfant ; elle maigrit beaucoup, elle a mille illusions de l'ouïe, elle entend ce professeur qui lui parle, qui lui donne des conseils ; souvent elle refuse toute nourriture, et ce n'est qu'en lui répétant que c'est par son ordre qu'elle se décide à prendre des aliments.

Pendant dix-huit mois, elle fut occupée à faire des layettes pour l'enfant, à lui préparer de petits vêtements pour le temps où il sera sevré. Souvent, elle marche nu-pieds sur le pavé afin de provoquer les douleurs de l'enfantement. Fréquemment, elle s'agite, elle appelle à hauts cris le père de l'enfant qu'elle porte dans son sein ; elle a de longs intervalles de raison, mais le plus souvent elle déraisonne sur toutes sortes d'objets ; quelquefois, elle devient furieuse, parce qu'on l'empêche de voir ou d'aller trouver son amant qui l'appelle. Il est à remarquer que cette demoiselle n'a jamais parlé au professeur, qu'elle ne l'a vu qu'une fois et qu'elle a toujours eu la conduite la plus régulière. »

L'érotomanie a été signalée chez tous les peuples ; les anciens, qui avaient déifié l'amour, la regardèrent comme une des vengeances les plus ordinaires de Cupidon et de sa mère. Gallien accuse l'amour d'être la cause des plus grands désordres physiques et moraux. Les philosophes, les poètes, ont décrit ces désordres ; les médecins de tous les âges l'ont signalée : elle n'épargne personne, ni les sages ni les fous. Lucrèce, rendue amoureuse par un philtre, se tue ; Sapho, n'ayant pu fléchir les rigueurs du Phaon, se précipite du haut du rocher Leucade ; Le Tasse soupire son amour et son désespoir pendant quatorze ans. Cervantès, dans son *Don Quichotte*, a donné la description la plus vraie de cette maladie presque épidémique dans son temps, en lui conservant les traits des mœurs chevaleresques du XVe siècle. Chez Héloïse et Abélard, elle s'associe aux idées religieuses dominantes alors.

Les causes de l'érotomanie sont les mêmes que celles de la monomanie, quoiqu'elle se montre dans un âge avancé. Cependant, les jeunes gens, et surtout les jeunes personnes, ceux qui ont un tempérament nerveux, une imagination vive, ardente, dominée par un amour-propre excessif, l'attrait du plaisir, l'inoccupation, la lecture des romans, la fréquentation des théâtres et des bals, une éducation vicieuse, sont plus exposés à cette maladie.

La masturbation, en communiquant au système nerveux une sensibilité plus grande, quoique factice ; la continence en lui imprimant une activité très énergique, prédisposent également au délire érotique. Il est encore une sorte de délire érotique qui doit nécessairement faire partie du même groupe que ceux précédemment décrits et qui a pour effet une monomanie spéciale : la jalousie.

Si l'amour est surtout le remède de la mélancolie, de l'hypochondrie, de la tristesse, de la nostalgie, du dégoût de la vie et du penchant au suicide ; si par l'amour l'homme, fatigué des misères et des déceptions de la vie, est transformé ; si l'espérance sourit et que l'avenir s'illumine, l'amour, disons-nous, est la cause de ces mêmes symptômes, de ces mêmes affections morales, s'il est contrarié.

Rien de plus pénible qu'être délaissé par la femme aimée : la jalousie arrive alors et bouleverse l'âme. Tour à tour tyran et esclave, le jaloux menace, injurie, maltraite, puis il s'apaise et se repent ; il s'humilie pour redevenir peu après furieux, la même chose qu'auparavant.

La jalousie ne meurt pas toujours avec l'amour ; elle continue à se nourrir sur l'amour-propre de la vanité. Beaucoup d'hommes sont jaloux, non parce qu'ils aiment, mais parce qu'ils veulent qu'on les sache préférés. Il y a des jalousies de cette sorte absolument inexplicables ; il y a des filles publiques jalouses de la faveur d'un homme auquel elles s'attachent spécialement, tout en continuant de se prostituer à tout venant.

Dans le monde, une femme joue vis-à-vis d'un amant la plus grande tendresse ; elle est jalouse au delà de toute expression ; elle exige de lui les plus grands sacrifices : spectacles, amis, il faut tout lui sacrifier. Plus tard, il apprend des choses inouïes : elle avait le cœur vague et menait à la fois plusieurs intrigues amoureuses ! C'est à faire supposer qu'il y a dans le cœur place pour un amour vrai à côté de ces habitudes de femmes à bonnes fortunes.

Quelquefois, la jalousie est le propre de la force virile ; c'est celle d'Oromane poignardant Zaïre ; c'est celle de ce Romain qui, n'ayant pu obtenir la main de son amante, aima mieux la poignarder que de la voir passer dans les bras d'un autre. Des déceptions inattendues, de fougueuses ardeurs inapaisées, de violents désirs méconnus, ébranlent souvent la raison d'amants infortunés.

On observe la monomanie ambitieuse chez tous ceux qui étaient dominés par des idées de grandeur, tandis que la fureur génitale se montre chez les malheureux qui n'étaient poussés que par le besoin impérieux des sens.

La jalousie engendre une sorte de folie furieuse qui dégénère en manie.

Les femmes, en général, sont plus esclaves de leur organisation que les hommes ; il est beaucoup de celles-là pour qui les plaisirs des sens ont peu d'attraits. Parmi celles qui s'abandonnent au libertinage, il en est un grand nombre qui obéissent plutôt aux séductions du cœur et de l'esprit qu'à celle des sens. Mais, chose remarquable, quand une femme a franchi l'intervalle qui sépare la froideur de la volupté, elle est infiniment plus fougueuse et plus ardente que l'homme. Quelquefois même cela devient tellement exagéré, qu'il faut le regarder comme un état maladif. On a vu souvent des cas de monomanie et de suicide occasionnés par les passions d'amour. Voici un exemple cité par le docteur Bourgeois dans son livre sur *les Passions*.

« M. G…, doué d'excellentes qualités, mais d'une imagination et une sensibilité exaltées, se marie avec une jeune femme qu'il aime avec passion. Il goûte pendant un an les charmes d'une délicieuse intimité. Sans cause appréciable, on le voit devenir sombre, mélancolique ; il fuit la société. L'appétit se perd, la nutrition devient languissante, de longues insomnies l'épuisent. Son épouse alarmée m'appelle pour lui donner des soins : au bout d'un certain temps, voyant le mal s'aggraver, j'interroge le malade avec prudence, je m'informe auprès de la famille : l'on ne sait rien. Cependant sa femme, qui surveillait ses actions, découvre dans un endroit secret une boîte de pistolets qu'il venait d'y cacher. Elle lui demande raison de cet achat : le malheureux se prend à verser des larmes abondantes, et s'enfuit sans répondre.

Un jour, il vient me trouver. Il est agité, ses yeux hagards, sa voix est troublée :

— Je suis au désespoir, me dit-il, ma raison s'égare, je veux me tuer… sauvez-moi, voici du laudanum ; dix fois j'ai voulu m'empoisonner, je vais succomber !…

— Et qu'avez-vous donc, mon ami ?

— Ce que j'ai, mais je suis jaloux à la folie… ma femme ne m'aime pas, ne m'a jamais aimé, elle en aimait un autre avant son mariage.

La cause du mal m'était ainsi révélée. Le malheureux s'était mis en tête de fausses idées qui le torturaient sans cesse. Je combattis de mon mieux la conception délirante, je réussis après bien des soins, à rendre M. G… à la raison et à la santé. »

II
Le satyriasis

Le satyriasis est à l'homme ce que la nymphomanie est à la femme ; c'est un état d'excitation morbide sexuelle avec penchant irrésistible à répéter fréquemmôt l'acte vénérien et faculté de l'exercer un grand nombre de fois sans l'épuiser ; il se développe sous l'influence de lésions organiques très nombreuses et des troubles fonctionnels les plus variés.

Il ne faut pas confondre *l'érotomanie* avec le satyriasis ; la première a son point de départ dans les fonctions cérébrales, le second est propre aux organes génitaux eux-mêmes. Cependant ces deux états, quoique bien distincts, ne restent pas toujours assez isolés entre eux pour que l'on ne rencontre parfois une complication de l'un et de l'autre. Les exemples ne sont pas rares dans lesquels un malade, après avoir souffert durant un certain temps de l'érotomanie, est devenu plus tard un sujet de danger public par suite des impulsions violentes suscitées par le satyriasis. Certains tempéraments disposent plus particulièrement au satyriasis : les hommes à système nerveux, à muscles développés, aux poils abondants, au teint coloré y sont plus souvent sujets. Fréquemment, ces tendances funestes sont le fait d'hérédité, et quand l'éducation ne parvient pas à calmer les instincts de cette nature, les causes les plus légères les mettent à jour, bientôt la volonté devient impuissante à régler la satisfaction d'un appétit ordinairement très irrégulier.

On observe le satyriasis aussi bien dans l'enfance que dans la vieillesse ; mais c'est surtout dans la période d'activité des fonctions sexuelles qu'on le rencontre généralement en même temps que d'autres phénomènes nerveux d'une intensité variable. Des vieillards, chez lesquels les fonctions intellectuelles sont presque toutes anéanties, sont pris subitement d'un besoin presque automatique qu'ils vont satisfaire en public, sans conscience aucune, sur des personnes de l'autre sexe et même sur des enfants.

Chez la femme, la fureur génitale est, dit-on, plus fréquente que chez l'homme ; celui-ci vit moins longtemps que la femme sous la dépendance de ses organes de la génération.

Une influence active du satyriasis est celle de la continence imposée aux hommes vigoureux et dont l'imagination s'exalte par l'effort même qu'ils font pour repousser les images voluptueuses qui la troublent.

La masturbation est aussi une cause fréquente.

Le docteur Mottet cite le cas d'un jeune homme qui, dès l'enfance, se livrait à l'onanisme ; sa santé s'altéra et, sur les conseils qui lui furent donnés, il rompit avec ses habitudes solitaires. Son père l'ayant placé dans une maison de commerce, il se livra avec le plus grand zèle à ses occupations nouvelles ; il reçut des témoignages d'amitié de la part de son patron et de sa femme. Il crut que celle-ci l'aimait. Bien qu'elle ne fût ni jeune ni jolie, il fut pris d'un violent désir de la posséder ; dès qu'elle le regardait, il entrait en érection ; la nuit, il rêvait d'elle et avait de fréquentes pollutions. Sa santé se troubla et le délire survint. Après la lecture de *Phèdre*, il s'imagina qu'il était Hippolyte ; sa maîtresse devint Phèdre et le mari un nouveau Thésée, auquel il raconta un jour la passion qui le dévorait dans les termes d'une exaltation si tragique que le mari, non moins inquiet que surpris, le congédia sur l'heure.

Les cantharides ingérées dans les voies intestinales, dont le but d'excitation génésique, ont souvent déterminé le satyriasis. Ambroise Paré en a cité un curieux exemple : Un certain abbé, venu à Paris, fut accosté par une fille qui le conduisit chez elle, lui fit goûter d'une confiture, dans laquelle se trouvaient des cantharides. L'abbé fut pris d'un épouvantable satyriasis ; il se livra pendant toute la nuit au coït le plus effréné, à tel point que la femme effrayée, crut devoir aller chercher un médecin. L'abbé délirait, il tenait des propos obscènes, se livrait à des actes de lubricité sans s'inquiéter de la présence du médecin. Il mourut quelques jours après d'une gangrène à la verge.

Cabrol rapporte deux observations analogues : Sur le conseil d'une sorcière, un homme avait pris une drogue pour se guérir de la fièvre ; dans ce remède se trouvait de la cantharide, « ce qui le rendit si furieux à l'acte vénérien que sa femme jura Dieu qu'il l'avait chevauchée dans deux nuits quatre-vingt-sept fois, sans y comprendre plus de dix fois qu'il s'était corrompu… mais quel remède qu'on lui sceust faire, il se passa le pas. »

Dans le second cas, sous l'influence d'un semblable remède, le malade fut pris de délire, « il fallut l'attacher comme s'il fût possédé du diable ; les femmes le plièrent dans un linceul mouillé en eau et vinaigre, où il fut laissé jusqu'au lendemain qu'elles allaient le visiter ; mais sa furieuse chaleur fut bien abattue et éteinte, car elles le trouvèrent raide mort, la bouche riante, montrant les dents et son membre gangrené. »

Une observation de satyriasis chez les vieillards est citée dans les *Ephémérides* de Jacob Schmid : « Un septuagénaire, après deux années de veuvage, avait épousé une jeune fille. Ce vieillard cachectique, dès les premiers jours, la fatigue par des assauts répétés, pratiquant le coït jusqu'à dix, quinze et vingt fois en vingt-quatre heures, il continua cet exercice pendant trois mois. Sa femme, épuisée, en référa à ses parents et demanda un remède, non seulement pour ses parties sexuelles excoriées par des frottements si répétés, mais aussi pour abattre la salacité, la méchanceté de ce vieillard insatiable. »

Le docteur Trélat, dans la *Folie lucide*, range les individus atteints de satyriasis dans la classe des idiots et des imbéciles, dont les habitudes de masturbation, les perversions instinctives, exigent des mesures de surveillance étroite. Lorsqu'ils vivent en liberté, ils peuvent être pris de véritables accès de rut, pendant lesquels ils se livrent à des actes de violence pour satisfaire leurs appétits sexuels. Dans ces conditions, l'attaque est d'une brutalité excessive, la résistance de la victime l'exalte encore et c'est la plupart du temps sur un cadavre que l'imbécile, dans un paroxysme de fureur, assouvit ses désirs.

III

La nymphomanie

Quoique la nymphomanie puisse exister chez toutes les femmes en général, depuis la puberté, où la sensibilité utérine se développe, jusqu'à la décrépitude où elle s'éteint, on l'observe néanmoins plus fréquemment chez les jeunes filles d'un tempérament sanguin et d'une imagination ardente, chez celles dont la menstruation se fait difficilement sentir, chez les veuves, naturellement lascives, qui ont été privées tout à coup de leur jouissance ordinaire, chez les femmes mariées que des époux faibles, malades ou vieux ne peuvent satisfaire ; celles qui sont enflammées d'un violent amour pour une personne qu'elles ne peuvent posséder, ou qui sont dédaignées après lui avoir accordé l'objet de ses désirs ; enfin chez les filles publiques ou mercenaires que la réclusion force quelquefois à une continence plus ou moins prolongée. Les climats chauds, où les passions fermentent ; le séjour des grandes villes, où mille objets les excitent ; la bonne chère, ou l'abus des liqueurs alcooliques, l'excès des plaisirs, les dérangements de la menstruation, les liaisons dangereuses, les spectacles, les peintures, les lectures lascives, sont encore autant de causes qui peuvent disposer à la nymphomanie ou la produire.

Le début et les progrès de cette passion ne sont pas les mêmes chez toutes les femmes ; ils varient à l'infini soit par rapport à l'âge, à la constitution individuelle, soit par rapport au genre de vie, et surtout à l'éducation qui a dirigé l'esprit et le cœur.

Cette funeste passion présente plusieurs degrés, la jeune fille ne pouvant de suite éprouver toute la violence d'une affection aussi honteuse et aussi déplorable. Ce n'est d'abord qu'une espèce de mélancolie, d'amour platonique ou un vif désir qu'exalté une imagination déréglée ou pervertie par la lecture des romans, par les charmes d'un amour que développe davantage la solitude, et dans lequel l'esprit est profondément occupé de l'objet aimé.

Le désir des jouissances vénériennes n'est pas encore ce qui tourmente la jeune fille, mais elle trouve une certaine complaisance à contempler intuitivement celui qui la captiva ; chacune de ses qualités physiques lui paraît une perfection qu'elle admire en silence. Dans cette illusion, elle cherche la solitude où elle soupire à son aise, où elle cache et nourrit le feu qui va bientôt l'embraser. Le mal empire et s'exaspère, l'imagination s'exalte ; ce qui n'était d'abord, en apparence, qu'une douce affection, un tendre sentiment, se change bientôt en une passion violente, en un feu qui dévore ; l'esprit n'est plus obsédé que par les idées les plus obscènes ; l'appétit se perd ; il n'y a plus ni sommeil, ni repos ; le corps s'échauffe, les organes génitaux deviennent d'une ardeur, d'un prurit, d'une démangeaison remarquable ; les désirs vénériens commandent en maîtres impérieux ; il n'y a plus qu'un reste de pudeur et de honte qui retienne.

Mais ce feu, pour être concentré, n'en devient que plus ardent ; bientôt il fait explosion, et dès lors, il n'y a plus d'obstacle qui l'arrête. La nymphomanie ne suit que l'impulsion de la nature ; elle se livre aux dérèglements de son imagination et ne recherche que le plaisir, la raison se trouble, les fonctions intellectuelles se pervertissent et ne gardent plus que le souvenir de tout ce qui rappelle les idées de lubricité. A la vue d'un homme, son pouls s'agite, la respiration devient tumultueuse, ses sens se troublent. Tendres sentiments, regards lascifs, propos libres, gestes indécents, attitudes voluptueuses, tout est mis en usage pour séduire ; quelquefois, la nymphomane pousse le désir jusqu'à se jeter dans les bras du premier venu ; elle le presse, elle le sollicite ; éprouve-t-elle un refus ou de la résistance, elle éclate en menaces et vomit un torrent d'injures.

Enfin la maladie dégénère en une manie des plus furieuses ; la femme n'observe plus aucune modération ; la passion seule la transporte, lui fait commettre les excès les plus déplorables. Les personnes arrivées à ce degré d'abrutissement et de fureur déchirent leurs vêtements, se meurtrissent la poitrine, s'arrachent les cheveux et, dans l'impuissance de satisfaire leurs désirs, elles se polluent publiquement.

Quelquefois, les désirs les plus sales, les postures les plus dégoûtantes succèdent à des éclats de rires immodérés ou à des larmes abondantes. Dans son ouvrage *La Folie de Paris*, le docteur Garnier relate le fait suivant :

« Henriette S… a trente et un ans. Dès son jeune âge, la vue des garçons la surexcitait étrangement ; elle n'était heureuse qu'au bal, quand un danseur lui enlaçait la taille. Mariée de bonne heure, elle ne put trouver dans les rapports conjugaux des satisfactions suffisantes à ses besoins presque incessants de coït. Elle eut de nombreux amants, et par son inconduite devenue notoire, désespéra son mari.

Prise tout à coup de l'irrésistible besoin de l'acte sexuel, elle lutte contre le désir, mais bientôt domptée, elle descend dans la rue et se met en quête du mâle. En dehors même de l'accès primitif irrésistible, elle ne peut faire la rencontre d'un homme vigoureux assez bien tourné, sans éprouver le désir de coït, dont l'idée seule suffit d'ailleurs à produire le spasme vénérien ; ce spasme se produit chez elle jusqu'à six et sept fois dans la même journée.

Dès qu'elle se trouve seule avec un homme, elle ne peut résister au besoin de se montrer nue. »

Un genre extraordinaire de nymphomanie, rapporté par le docteur Toinot, est le suivant :

« La dame X…, âgée de quarante-quatre ans, avait été prise d'un amour irrésistible pour son propre fils, âgé de vingt-trois ans, qu'elle provoquait par les caresses les plus lascives.

Internée pour tentative de suicide pour chagrins d'amour, son fils fit le récit suivant :

« Elle m'embrassait sur la bouche et répétait ces baisers cinq ou six fois. Puis le soir, quand j'étais couché, elle venait près de mon lit, passait sa main sous les couvertures sous des prétextes divers. Un jour elle oublia toute réserve et me prit la verge en se jetant sur moi, me couvrant de baisers passionnés, me parlant de son amour et m'exhortant à le partager. Repoussée avec brutalité, elle revint à la charge bien souvent. J'ai dû plusieurs fois, pour me soustraire à sa frénésie érotique, me dégager violemment, me vêtir et partir. Au moment où je franchissais la porte, elle me suppliait de rester, me promettant de se dominer. Sa résolution la maintenait calme pendant quelques jours.

Reprise d'un accès, elle renouvelait ses tentatives, profitant de mon sommeil venait me découvrir et, n'y tenant plus, se livrait à des attouchements sur moi, m'excitait par des paroles brûlantes. »

Un autre fait remarquable est celui de cette femme qui, dès l'âge le plus tendre, éprouvait un penchant extraordinaire pour les plaisirs vénériens. A huit ans, l'accouplement des animaux l'irritait et l'entraînait à des attouchements.

A dix-sept ans, elle se marie avec un homme de trente-six ans, vigoureux, dont elle recevait les caresses plusieurs fois de suite sans être satisfaite ; souvent même après trois approches, elle demandait aux pratiques lesbiennes l'apaisement complet de ses sens.

A quarante-neuf ans, mère de huit enfants, elle devint veuve.

Après deux mois d'une continence absolue, ses désirs vinrent l'assaillir de nouveau. Pendant les veilles, les pensées les plus libertines, pendant les nuits, les rêves les plus érotiques obsédaient son esprit. Vaincue, elle céda à la masturbation et put lutter ainsi contre ses désirs toujours renaissants sans que personne pût soupçonner cette perversion génitale.

Trélat, dans son ouvrage de la *Folie lucide*, rapporte un cas intéressant de folie érotique.

« Mme V…, d'une taille ordinaire, mais de forte complexion, ayant une expression de physionomie très convenable, beaucoup de politesses dans le dialogue, une grande retenue dans le maintien, nous a été confiée le 17 janvier 1854.

Interrogée, elle répond parfaitement à toutes les questions qui lui sont faites, se met à l'ouvrage et travaille, malgré ses soixante-neuf ans, avec autant d'activité que de perfection, toujours d'humeur avenante, toujours assidue, ne se dérangeant jamais quand on lui dit qu'il faut se lever pour aller à table ou en récréation. Rien sur sa figure, dans ses actes, n'a jamais pu pendant son séjour dans l'asile, nous faire soupçonner le moindre désordre.

Pendant quatre ans, pas une parole obscène, pas un geste, pas le plus petit mouvement d'agitation, de colère ou d'impatience. Elle sait parfaitement qu'elle est enfermée, mais est absolument incapable d'user de la liberté.

Toute sa vie, dès son jeune âge, elle a recherché les hommes et s'est abandonnée à eux. Jeune fille, elle les provoquait et désolait et humiliait ses parents par son avilissement. Du caractère le plus docile, le plus aimable, le plus enjoué, rougissant quand on lui adressait la parole, baissant les yeux toutes les fois qu'elle était en présence de plusieurs personnes, aussitôt qu'elle était parvenue à se trouver seule avec un homme jeune ou vieux, même avec un enfant, elle était subitement transformée, relevait ses jupes et attaquait avec une énergie sauvage celui qui devenait l'objet de ses amoureuses fureurs. Dans ses moments, c'était une Messaline, et quelques instants avant, on l'eût prise pour une vierge.

Elle trouva quelquefois de la résistance, et reçut même de fortes corrections, mais il lui arriva le plus souvent encore de rencontrer beaucoup de bonne volonté.

Malgré plus d'une aventure de ce genre, ses parents la marièrent dans l'espoir de mettre un terme à ses désordres. Le mariage ne fut pour elle qu'un scandale de plus.

Elle aimait son mari avec rage, mais elle aimait d'une rage égale tout homme avec lequel elle pouvait parvenir à être seule, et elle y mettait tant de persévérance et tant d'habileté qu'elle déjouait toute surveillance et en venait à ses fins.

C'était un ouvrier occupé à travailler, un passant qu'elle interpellait dans la rue et qu'elle parvenait à faire monter chez elle sous un prétexte improvisé ; c'était un jeune homme, un apprenti, un domestique, un enfant revenant de l'école !

Elle mettait tant d'innocence en leur adressant la parole, que chacun la suivait sans défiance.

Plus d'une fois, elle fut battue et volée, ce qui ne l'empêchait pas de recommencer.

Devenue grand'mère, elle continuait le même genre de vie.

Un jour, elle introduisit chez elle un petit garçon de douze ans, lui disant que sa mère allait y venir. Elle lui donna des bonbons, l'embrassa, le caressa, puis, comme elle voulait le faire déshabiller et lui faire des attouchements obscènes, l'honnêteté de l'enfant se mit en révolte ; il la frappa et alla tout raconter à son frère, jeune homme de vingt-quatre ans, qui monta dans la maison désignée par le plaignant et battit à outrance cette vilaine femme en lui disant :

« En pareilles aventures, on fait ses affaires soi-même pour ne pas laisser son nom en si mauvaise compagnie. J'espère qu'avec cette correction, vous ne recommencerez pas avec d'autres. »

Pendant cette scène, le gendre survint, devina tout avant qu'on eût le temps de lui rien dire, et se mit du côté de celui qui se faisait si prompte justice.

Elle fut enfermée dans un couvent, où on la trouva si bonne, si douce, si docile, si rose et d'une innocence si virginale qu'on ne voulait pas croire qu'elle eût jamais commis la moindre faute et qu'on se porta caution pour elle en la rendant aux siens. Elle avait édifié tous les habitants de la maison par la ferveur avec laquelle elle s'était livrée aux pratiques de la religion.

Une fois libre, elle reprit le cours de ses scandales, et toute son existence se passa ainsi.

Après qu'elle eût fait le désespoir de son mari et de ses enfants, ceux-ci espérèrent enfin que l'âge, venant à leur aide, tempérerait le feu qui la dévorait. Ils se trompaient. Plus elle commettait d'excès et plus elle prenait d'embonpoint, plus elle avait d'éclat et de fraîcheur.

Comment est-il possible que des penchants si bas et des habitudes si dégradées puissent laisser à la physionomie tant de douceur, à la voix tant de jeunesse, an maintien tant de calme et au regard une générosité si limpide ?

Elle était veuve ; ses enfants qui n'avaient pu la garder chez eux, et pour lesquels elle était un objet d'horreur, l'avaient reléguée hors des barrières, où ils lui servaient une rente.

Etant devenue vieille, elle était obligée de rétribuer les hommages qu'elle se faisait rendre et comme la petite pension qu'elle recevait était insuffisante pour cet usage, elle travaillait avec une ardeur infatigable pour pouvoir se payer un plus grand nombre d'amoureux.

A voir cette femme âgée si alerte au travail d'aiguille, s'en acquittant sans lunettes, à soixante-dix ans et au delà, toujours propre et soignée dans ses vêtements, ayant l'apparence simple et honnête, le visage ouvert, jamais nous n'eussions deviné toutes ses turpitudes. Après qu'on nous les eût révélées, nous n'y eussions pas ajouté foi si des preuves trop convaincantes ne nous eussent été fournies. Nous avons vu plusieurs de ces misérables hommes qui recevaient d'elle le prix de leur abjecte industrie. Ils venaient nous dire combien elle était laborieuse, ils nous affirmaient et nous cautionnaient sa moralité, espérant lui faire rendre la liberté et retrouver ainsi leur salaire. Nous n'avons pu nous contenir, et dans notre indignation, nous sommes parvenus à arracher à l'un d'eux l'aveu et les détails de ces amours infâmes.

Cette femme avilie, ce monstre, a conservé jusqu'à la fin de ses jours son calme, sa douceur inaltérable et toute son apparence d'honnêteté.

Dans les derniers jours de mai 1858, elle a été prise d'engourdissements dans les membres du côté droit et est morte le 27 du même mois. Elle avait succombé aux suites d'une hémorragie cérébrale, dont l'autopsie a fourni la preuve. »

Les femmes comme les hommes accusent à la première période de la paralysie générale une propension à abuser des rapprochements sexuels ; ce phénomène est assez saillant pour inquiéter la famille et provoquer dans la conduite un changement pendant longtemps inexpliqué ; durant plusieurs mois, une année quelquefois, le mal véritable est méconnu. C'est à ce cas que se rapportent les observations du docteur Bouchereau.

« Une femme appartenant à une famille occupant dans sa ville une situation distinguée, mère de deux filles en âge de se marier, devient subitement provocante envers les hommes ; elle perd tout sentiment de réserve, devient indifférente avec les siens, néglige ses affaires ; l'examen de sa santé ne fournit tout d'abord que des renseignements incertains ; la vie commune devient impossible ; on la laisse s'éloigner, toute mesure ayant été écartée.

Elle vient à Paris se perdre dans la foule, vivant d'une pension que son mari lui continue ; tout son argent est dépensé pour satisfaire sa fureur génitale. De chute en chute, elle finit par être arrêtée en état de vagabondage. Au lieu d'une peine disciplinaire, on reconnaît la nécessité d'un isolement dans un asile, car cette malheureuse était parvenue à un degré avancé de paralysie générale qui, peu à peu, avait marché sans autres phénomènes délirants apparents que des tendances nymphomaniaques. »

Une autre observation du même auteur nous montre une couturière très occupée, jouissant d'une grande aisance, qui se fait arrêter avec deux militaires dans une promenade publique pour cause de scandale ; on l'arrête, mais reconnue paralytique, on la séquestre ; après plusieurs mois de traitement, elle sort très améliorée, se remet au travail, gagne de l'argent ; un jour, seconde sortie et finalement elle arrive une troisième fois pour terminer ses jours dans un asile.

Parmi les femmes dont le dérangement d'esprit est la conséquence de l'hérédité, il n'est pas rare d'en rencontrer avec des tendances nymphomaniaques s'associant à des manifestations religieuses exagérées ; durant la période calme en apparence, elles peuvent consacrer quelques mois à des pratiques de dévotion empruntées à la règle ascétique la plus sévère, puis soudain, elles vont dans le monde, recherchent les hommes, perdent le sommeil et tombent dans un accès maniaque violent qui se traduit par un mélange de propos orduriers suivi d'idées mystiques ; leur attitude est celle de la prière en ce moment, bientôt leurs gestes sont obscènes.

« C'est tantôt le délire religieux, tantôt le délire érotique, dit Bouchereau ; sans transition aucune, ils se succèdent l'un à l'autre ; une période de mélancolie ou même de stupeur arrive, puis le calme revient, la raison se recouvre. Là où un observateur eût pu indiquer une manie religieuse, un autre observateur, témoin d'un accès ultérieur, aurait été conduit à mentionner une manie érotique ou bien une nymphomanie. »

A une époque où l'imagination des foules était occupée des idées de possession, ces malheureuses femmes se croyaient victimes du diable qui, la nuit, envahissait leur couche, pénétrait dans leur corps et se livrait sur leur personne à des relations infâmes.

La vieillesse ne met pas les femmes à l'abri de la nymphomanie ; quand toutes les fonctions intellectuelles ont disparu, les sentiments sont confus et la liberté affaiblie permettant aux instincts de s'assouvir sans rencontrer la résistance inspirée par la morale, on voit parfois une excitation génésique puissante s'emparer d'elles en même temps que l'agitation maniaque se développe.

Certaines maladies de la matrice provoquent parfois une excitation à la nymphomanie ; mais dans ce cas, son intensité est rarement aussi marquée que dans les affections du système nerveux, sa durée est plus courte ; elle donne lieu très exceptionnellement aux mêmes conséquences. Il en est ainsi pour les maladies des reins, du rectum, de la vessie, de la vulve.

Chez la femme comme chez l'homme, l'appétit vénérien surexcité est de tous les appétits le plus capricieux, le plus irrégulier, le plus soumis aux influences perturbatrices du genre de vie, des penchants moraux et intellectuels. Cette affection trouble l'économie, conduit à des excès compromettants pour la santé et pour la vie, et prend parfois un caractère d'irrésistibilité qui menace et la sécurité d'autrui et les mœurs.

Le docteur Legrain cite une histoire d'une fille intelligente qui s'était éprise d'amour pour un individu absolument indigne d'elle :

« Camille est une grande fille de vingt et un ans, à la physionomie animée, intelligente, très bien élevée, ayant reçu une brillante instruction. Très joyeuse, constamment en mouvement, elle inventait mille farces pour se distraire et distraire ses compagnes.

Cependant, l'absence de pondération dans ses facultés se manifestait de mille manières : elle était sale et n'avait pas cette propreté coquette des jeunes filles. Au moment de ses époques, elle laissait traîner ses linges maculés qui lui avaient servi.

Dès l'âge de seize ans, la vie de Camille devient de plus en plus accidentée. Ses allures commencent d'abord par changer : autrefois affectueuse, égoïste et fière, elle ne s'intéresse plus à rien. Elle se révolte contre la situation de sa famille, rendue précaire par l'inconduite de son père. Elle est parfois arrogante et grossière.

Placée dans une maison de campagne, elle noue des relations avec ses compagnes ; elles se livrent à des attouchements mutuels.

Revenue chez sa mère, elle ne tarde pas à se livrer à un individu d'origine belge, un déserteur, père de plusieurs enfants illégitimes, et qui venait d'être condamné pour vol. Or, il est à noter qu'elle n'ignorait rien de la situation de son amant.

Plus tard, elle vole 500 francs à son père et s'enfuit avec son amant ; ils mangent 300 francs dans la même journée. Elle devint grosse. Puis, elle voulait servir comme fille de brasserie et déclarait qu'elle se vendrait elle-même si son amant le lui demandait, et qu'elle se sentirait la force de tuer son père et sa mère pour lui obéir.

Placée dans une maison de correction, on ne l'y garde que six semaines parce que sa grossesse devient visible. Pendant le séjour qu'elle y fit, elle se plaisait à rappeler ses différentes aventures, dont elle se glorifiait, tenant les propos les plus grossiers sur sa famille et manifestant le désir de retour auprès de son amant. Elle finit par être internée à l'asile Sainte-Anne. »

Le docteur Andrieux rapporte l'observation qui suit :

« Mme R… reçut une éducation brillante et très sévère. Elle aima un jeune homme qu'elle ne put épouser à cause de son manque de fortune : à dix-huit ans, elle se maria avec M. R…, mais sans goût, comme sans enthousiasme.

Elle eut six enfants qu'elle aima avec passion.

Très religieuse, elle était d'une pudeur exagérée, au point de se couvrir le sein pour donner à téter à son enfant, même devant les familiers de la maison.

Il y a quelques mois, le menuisier M. … fut appelé à la maison pour des travaux. C'était un homme blond, d'une dizaine d'années plus jeune qu'elle ; elle se prit pour lui d'un tel amour qu'elle n'avait plus de repos ni jour ni nuit. Elle dansait avec lui, l'enlaçant étroitement, et dévorée de jalousie, l'empêchait de danser avec d'autres femmes.

Elle, qui tous les jours écoutait si dévotement la messe et communiait, qui dans la rue se signait devant les images de madone ou de saints, elle en était venue à prononcer des paroles grossières et obscènes.

Le mari ne tarda pas à avoir vent de cette liaison avec le menuisier ; il éloigna celui-ci. Alors commença une correspondance entre M. … et Mme R… qui ne cacha point son désespoir, se lamentant à tous.

Elle donnait de l'argent à son amant pour lui permettre de s'acheter de beaux habits.

Mme R… quitta un jour sa maison, se réfugia chez M. …, abandonnant l'enfant qu'elle allaitait. A son mari qui la supplia de revenir, elle répondit : " Je n'ai rien à faire avec vous, ni avec ceux de chez vous ; je n'ai plus de fils, je n'ai plus personne. "

Le mari porta plainte contre M. …, l'accusant d'avoir abusé de sa femme. Le tribunal de Lucera, devant qui fut porté la cause, rejeta la conclusion et débouta le mari de sa plainte. »

IV
Le priapisme

L'érection normale est ordinairement de courte durée et s'éteint spontanément ; dans le priapisme, au contraire, elle est accompagnée d'une sensation très pénible, très douloureuse et très prolongée et, chose singulière, cette érection, pour ainsi dire incoercible, loin de porter aux désirs et à l'acte vénérien, est redoutée chez ceux qui en sont atteints, comme une aggravation de leur mal.

Dans le satyriasis, au contraire, les malades, complices de leur sort, sont en proie à une lubricité effrénée, que la satisfaction semble exciter encore, sans pouvoir jamais l'assouvir.

Le priapisme est dû à toute stimulation vive portée sur la muqueuse génito-urinaire. Ainsi, dans les affections de la vessie, la cystite calculeuse, par exemple, on note la rigidité douloureuse de la verge. Dans la blennorragie urétrale aiguë, l'urètre, rendu douloureux par l'inflammation et rigide par la turgescence de son tissu spongieux, ne peut suivre le redressement des corps caverneux et tend à l'incurvation en bas ; c'est ce qu'on désigne sous le nom de *chaude-pisse cordée*. Plusieurs d'entre les malades rompent la corde par le procédé vulgaire de coups frappés avec la verge sur un corps dur.

Le priapisme s'annonce le plus souvent par degrés ; il ne constitue d'abord qu'une érection douloureuse qui se manifeste ordinairement la nuit, mais se dissipe assez promptement lorsque le malade quitte le lit, reste dans une température moins élevée et se lave à l'eau froide.

Dans d'autres cas, l'affection parvient de suite à un très haut degré et présente plus de résistance.

En vain, le malade varie ses positions, se lève et se promène, le priapisme se prolonge plus ou moins longtemps, le sommeil fuit la victime.

Quand l'érection est violente, il en résulte un mouvement fébrile, la tête devient douloureuse, la soif s'allume ; il y a de l'agitation, de l'anxiété, autrefois du délire, souvent des douleurs lombaires et hypogastriques ; l'urine coule difficilement, quelquefois son émission est totalement impossible, il y a de l'absence de sécrétion urinaire.

Lorsque le priapisme parvient au dernier degré, la tension de la verge se propage au périnée, à la vessie, au rectum ; ces parties acquièrent un gonflement considérable dont la gangrène est quelquefois le terme.

Le petit nombre d'observations relatives au priapisme consignées dans les auteurs, et leur peu d'étendue, nous engagent à en rapporter deux, dont la première avec quelques détails.

Un homme âgé de trente-sept ans, célibataire, fut sujet, dès l'âge de dix-sept à dix-huit ans, aux pollutions nocturnes et contracta dans sa jeunesse plusieurs gonorrhées. A trente-deux ans, il s'aperçut qu'à son réveil il était fort en érection, ce qu'il attribua d'abord à l'influence de son imagination naturellement ardente, et à l'empire d'une liaison qui excitait plus ses désirs qu'elle ne les satisfaisait. Au bout de quelques jours, il ressentit beaucoup d'ardeur dans le canal de l'urètre ; les érections étaient douloureuses la nuit, le passage des urines produisait une vive chaleur et, le troisième jour, il survint un écoulement verdâtre avec tiraillements insupportables au scrotum et au périnée.

Soumis à un traitement, il n'obtint qu'avec beaucoup de peine la résolution de cette inflammation, ne reçut aucun amendement de divers traitements auxquels il fut soumis. L'état local est celui-ci : dès que le malade s'assoupit, il éprouve un priapisme intense mais sans douleurs vives, qui dure jusqu'au moment de son réveil. Cet état de spasme est d'autant plus violent que le sommeil est plus profond, et il survient, au milieu de rêves lascifs, une éjaculation après laquelle l'irritation prend un nouveau degré d'intensité ; toutefois, ces accidents ne sont pas assez rapprochés pour altérer notablement les forces du malade. L'urètre est, dans toute son étendue, d'une irritabilité extrême et le siège d'une démangeaison insupportable. Le gland et le prépuce, très sensibles, sont disposés à l'engorgement et même à l'ulcération.

« Un sexagénaire, pour faire preuve de vigueur auprès d'une femme, prit des cantharides ; peu de temps après, il ressentit un léger chatouillement dans la verge, puis un prurit douloureux, un délire érotique, enfin une hémorragie se déclara avec douleur aiguë et priapisme persistant. »

Le priapisme n'est pas toujours essentiel ni toujours simple. On le rencontre souvent uni à une autre maladie dont il est difficile de le considérer comme un symptôme. Virey cite l'observation d'un individu qui succomba aux suites d'une fièvre maligne compliquée de priapisme : « Chose remarquable, dit-il, l'érection se soutint longtemps encore après le décès. »

Le priapisme cantharidien a été souvent l'objet d'études. Dans cette forme toxique de la maladie, se sont souvent montrés les plus graves accidents, et ce n'est pas seulement dans la cavité des organes génito-urinaires, arrosée par l'urine chargée du principe actif de la cantharide que les désordres ont été signalés, mais aussi dans le foie, dans l'estomac et les intestins où l'on a constaté des inflammations hémorragiques et gangreneuses. Il en ressort que les cantharides, prises ou données à l'intérieur comme excitant les organes génitaux, peuvent parfois produire le priapisme vrai, mais encore plus le satyriasis.

On peut observer le priapisme dans les affections de la moelle, mais alors il est souvent lié au satyriasis.

Le traitement du priapisme est variable selon les considérations de son origine. Les bains tempérés prolongés ; les boissons abondantes, les applications de glace, les lavements opiacés, le bromure de potassium.

On doit éviter les lits trop chauds et surtout le décubitus dorsal, qui a une funeste influence sur le priapisme.

V
Folie érotique périodique

La folie érotique périodique consiste en accès de manie ou de mélancolie, se reproduisant à intervalles plus ou moins éloignés, souvent un très grand nombre de fois durant la vie du malade.

Le Dr Chevalier a résumé un cas curieux de ce genre de folie observée par Servaës en 1876.

« Franz F…, fut arrêté, en 1871, pendant qu'il faisait des propositions obscènes à un gardien de nuit.

Son état mental fut suspect ; il fut envoyé à l'asile pour être observé, il est âgé de trente-cinq ans…

Il invite le docteur à partager son lit. Il avoue avoir eu des rapports sexuels avec des hommes et avoir éprouvé la plus grande jouissance possible ; il soutient que c'est *l'essence de la vie*, il ne peut s'en rassasier. Il interprète l'Ecriture sainte de façon à glorifier son vice. Il a pour les femmes une aversion insurmontable et n'a jamais pu entretenir des relations avec elles. Il prêche le mariage entre hommes, prétend en prouver la légitimité et l'utilité. Il ajoute :

" Du regard, je reconnais les hommes semblables à moi, et cela à leur regard même ; je ne me suis jamais adressé en vain à telle personne. "

Le malade resta à l'asile quinze mois ; il offrait dans toute sa netteté le type de la *folie circulaire.*

Il présente une première période d'excitation de huit à quinze jours à laquelle succède une courte période de *dépression mélancolique.* Les deux périodes qui constituent l'accès sont séparées de l'accès suivant par un intervalle lucide de quelques jours. C'est pendant la période d'exaltation qu'il présente à l'état de paroxysme la perversion sexuelle ; il parle beaucoup et tous ses discours se rapportent à ses préoccupations. Il provoque et poursuit tout homme qui rapproche ; ses regards passionnés se fixent avec instance sur les *médecins* et les infirmiers. »

Du même auteur, un cas de folie périodique :

« Catherine W…, âgée de seize ans, présente une succession d'accès d'exaltation et d'accès de mélancolie séparés par l'état normal. Le 27 décembre 1872, état d'exaltation, gaieté, rire, avec désirs amoureux pour sa garde malade. Le 31 décembre, accès mélancolique. Le 20 janvier, nouvel accès tout à fait analogue au premier. Accès pareil le 18 février. La malade ne se souvenait plus de rien et apprenait en rougissant et avec un grand étonnement le récit des faits passés. »

Dans la paralysie générale, on voit très souvent des cas d'aberrations et d'anomalie génitale.

Tarnowski cite un cas de penchants homosexuels. Il s'agit d'un jeune homme, travailleur acharné, qui fut atteint de paralysie générale. Au début, ce fut une excitation génitale qui dégénéra en inversion. Le malade, perdant toute moralité, eut de nombreux rapports avec des pédérastes ; il contracta un chancre et infecta lui-même un grand nombre d'individus, restant indifférent aux conséquences de ses actes.

Dans la démence sénile, nous trouvons un exemple publié par Von Krafft-Ebing :

« M. X..., 80 ans, d'une haute position sociale, issu d'une famille tarée, cynique, a toujours eu de grands besoins sexuels. Selon son propre aveu, il préférait, étant encore jeune homme, la masturbation au coït. Il eut des maîtresses, fit à l'une d'elles un enfant, se maria par amour à l'âge de 48 ans et fit encore six enfants ; durant la période de la vie conjugale, il ne donna à son épouse aucun motif de se plaindre. Je ne pus avoir que des détails incomplets sur sa famille. Il est cependant établi que son frère était soupçonné d'amours homosexuels et qu'un de ses neveux est devenu fou à la suite d'excès de masturbation. Depuis des années, le caractère du patient, qui était bizarre et sujet à des explosions de colère, est de plus en plus excentrique. Il est devenu méfiant et la moindre contrariété dans ses désirs le met dans un état qui peut provoquer des accès de rage dans lesquels il lève même la main sur son épouse.

Depuis un an, on a remarqué chez lui les symptômes nets de démence sénile. La mémoire s'est affaiblie, il se trompe sur les faits du passé et parfois ne sait plus s'y reconnaître. Depuis quatorze mois, on constate chez le vieillard de véritables explosions d'amour pour certains de ses domestiques, particulièrement un garçon jardinier.

D'habitude tranchant et hautain envers ses subalternes, il comble de faveurs et de cadeaux ce favori et ordonne à sa famille ainsi qu'aux employés de la maison, de montrer la plus grande déférence pour ce garçon. Il attend dans un véritable rut les heures du rendez-vous.

Il éloigne de la maison sa famille pour pouvoir rester seul et sans gêne avec son favori ; il s'enferme avec lui des heures entières et, quand les portes se rouvrent, on trouve le vieillard tout épuisé couché sur son lit.

En dehors de cet amant, le vieillard a encore périodiquement des rapports avec d'autres domestiques mâles. Ces manies produisent chez lui une véritable démoralisation. Il n'a plus conscience de la perversité de ses actes sexuels, de sorte que son honorable famille est désolée et n'a d'autre recours que de le mettre sous tutelle, de le placer dans une maison de santé. »

Enfin, Charcot et Magnon donnent cette observation : « C'est une maniaque de 33 ans qui, à plusieurs reprises voulait faire, disait-elle, comme l'homme, cherchant à retrousser la robe des surveillantes, les suppliant de cohabiter avec elle, se montrant d'autre part indifférente à l'égard des hommes venus à côté d'elle. »

VI
La continence et la fureur érotiques

De tout temps et chez tous les peuples, le mariage a été entouré de respects et d'hommages ; le célibat, au contraire, fut toujours voué au mépris. Et si l'on rencontre dans l'histoire de quelques nations le célibat en honneur, il faut attribuer cette aberration de l'esprit humain au mysticisme, véritable névrose du cerveau qui se propage de même que toutes les maladies contagieuses. Le mariage, c'est l'amour qui rayonne et fait naître la vie : c'est l'expansion de toutes les facultés affectives de l'être : le célibat, c'est la mort, c'est le néant. Tous les législateurs, philosophes et moralistes se sont élevés contre le célibat. L'Antiquité le flétrissait : saint Paphauce ne craignait pas d'avancer au concile de Nicée que coucher avec sa femme était chasteté et œuvre méritoire devant Dieu.

L'immortel J.-J. Rousseau pensait que le célibat offensait la nature et faussait la destination de l'homme.

Voltaire disait que le vœu de célibat était le comble de l'hypocrisie.

Dupuis, Volney et Darwin ont tonné contre les superstitions sacrées qui l'ont mis en honneur.

Luther jeta aux apologistes du célibat ces foudroyantes paroles : « Il n'est pas en mon pouvoir de n'être point homme ; il n'est pas aussi en ma puissance de vivre perpétuellement sans femme ; car cela m'est aussi nécessaire que de manger, de boire et de satisfaire aux autres besoins du corps. L'homme doit rester tel que Dieu a voulu qu'il soit ; user de la liberté qu'il nous a donnée pour aller contre sa volonté, c'est blasphème ou folie. »

Et nous ajouterons : Tout être qui a un tube digestif mange et digère forcément ; après la digestion complète vient la défécation forcée. Cet être aurait beau vouloir ne pas déféquer, la nature le veut, et, par force, il déféquera. De même tous les êtres qui possèdent des organes génitaux sont fatalement soumis aux fonctions de ces organes ; et si, durant toute la période d'activité génitale, on mettait obstacle à ces fonctions, de deux choses l'une : ou la nature donne elle-même cours à la fonction sexuelle, ou l'individu meurt au milieu des hideux transports d'un délire génital.

La continence est, physiologiquement parlant, l'effort que fait l'individu pour résister à l'instinct qui le pousse aux plaisirs de l'amour. Entre la chasteté et la continence, il existe cette différence : la première est une disposition naturelle aux tempéraments tranquilles, tandis que la seconde fait supposer une lutte entre l'instinct et la volonté, lutte qui est toujours au désavantage de la santé. En effet ce n'est jamais impunément qu'on cherche à se dérober aux lois de l'organisation vivante. Tout ce qui vit, depuis le végétal jusqu'à l'homme, est fatalement soumis à la loi d'amour d'un sexe à l'autre ; l'homme seul, au milieu de cette innombrable famille des êtres animés, l'homme seul, par fanatisme, orgueil ou ambition, voudrait se soustraire à cette loi, disons plutôt voudrait faire croire qu'il peut s'y soustraire. Mais les physiologistes, qui ne sont pas dupes de ces vœux de célibat perpétuel, engagent les hommes mariés à se défier des célibataires ; car ils savent qu'il n'y a, en réalité, que les sujets frappés d'imperfection, d'atrophie complète ou d'absence des organes génitaux qui puissent, pendant toute la période virile, rester strictement fidèles à ces vœux : les autres suivent la pente de l'instinct, mais en secret et dans l'ombre du mystère. O hommes ! Pourquoi se cacher de boire lorsqu'on a soif, de manger lorsqu'on a faim, d'aimer quand l'amour incendie le cœur ? Montaigne s'écriait : « Qu'a donc fait aux hommes l'action génitale, si naturelle et si nécessaire, pour la proscrire et la fuir, pour n'oser en parler sans vergogne et pour l'exclure des conversations ? On prononce hardiment les mots tuer, voler, trahir, commettre un adultère, etc., et l'acte qui donne la vie à un être, on n'ose le prononcer !... O fausse chasteté ! ô honteuse hypocrisie ! »

Il est un âge où les voluptés de l'amour sont un besoin aussi pressant pour l'appareil génital que les aliments pour l'estomac, et où la continence ne peut être gardée qu'aux dépens de l'harmonie des fonctions. Chez les tempéraments vigoureux, ardents, la continence perpétuelle prédispose et donne naissance à des altérations mentales, à des désordres génitaux, sous la hideuse forme du priapisme, du satyriasis, de l'hystérie, de la nymphomanie, etc. Alors ce sont des transports délirants, des gestes obscènes ; il y a folie, mais folie dégoûtante, ordurière, et bien souvent la mort arrive au milieu d'effrayantes convulsions.

Consultons les travaux des plus habiles physiologistes et médecins sur cette matière ; ils nous apprendront que non seulement le cervelet et la moelle épinière président à l'organe vénérien, mais que le cerveau y participe, et que c'est pour cela que la continence absolue développe l'hystérie, le priapisme, la folie érotique, ou fureur génitale, etc., etc., et bientôt après l'aliénation mentale et… la mort.

Aristote avait observé qu'une continence trop longtemps gardée engendrait d'affreuses maladies.

Eusébie, femme de l'empereur Constant, mourut victime de sa chasteté.

Le prince Casimir, fils du roi de Pologne, éprouva le même sort.

Jadis, un grand nombre d'hommes et de femmes, doués d'un tempérament amoureux, qui embrassaient la vie monastique, par suite de déceptions ou de fanatisme, mouraient consumés par le feu génital. Et de nos jours encore, combien d'individus des deux sexes sont atteints, dans les couvents, de cette affection qui dévore ; combien meurent victimes d'une continence impossible à leur tempérament.

Tous les médecins s'accordent à le reconnaître, que la continence réelle, chez les sujets des deux sexes, doués d'un tempérament nerveux génital, est un acheminement à la folie.

Cabanis disait que les organes de la génération étaient souvent le siège de l'aliénation. – Esquirol a observé que la lubricité se rencontrait presque toujours chez les fous sortants des couvents. – Leuret assure également que le nombre des fous et des folles érotiques, fournis par les couvents, devrait effrayer et faire réfléchir les individus avant de prononcer leurs vœux. Le Dr Mathieu raconte, dans ses *Études cliniques sur la femme*, qu'il a été souvent appelé à donner des soins à des filles atteintes de nymphomanie, à la suite d'exaltation religieuse. Ce médecin pense avec raison qu'une jeune fille chez laquelle la matrice jouit d'une grande activité, devient facilement *hystérique*, et si cette activité se trouve violemment comprimée, cette fille devient *nymphomane*. – Hequet rapporte que beaucoup de convulsionnaires, hommes et femmes, lui ont avoué avoir éprouvé de vives jouissances corporelles pendant leurs convulsions. Il fait, en outre, observer que, dans ces scènes scandaleuses où les individus mâles, nommés *secouristes*, viennent assister les *convulsionnaires* femelles, on ne voyait que des hommes jeunes, ardents, et que l'efficacité de leur secours dépendait de leur vigueur. « Une convulsionnaire, ajoute-t-il, sous prétexte de se mettre en croix, se dépouilla de tous ses vêtements et s'offrit toute nue à un ecclésiastique. »

N'est-ce point là un accès de fureur intime ? Les nymphomanes de la Salpêtrière n'en font pas davantage. Les ascétiques des deux sexes avaient des hallucinations érotiques plus ou moins longues, et ces hallucinations provoquaient ordinairement la sensation vénérienne. Aussi Bossuet appelait appelait-il ces scènes des *extravagances amoureuses.*

C'est surtout chez la femme douée d'une ardente imagination, que la continence et l'ascétisme provoquent l'exaltation cérébrale et l'organe génital. Observez, dans l'Antiquité, les pythies, les sybilles, les bacchantes, etc., n'offrent-elles pas un désordre simultané du cerveau et du système génital ? Et, à une époque plus rapprochée de nous, les Marie Agreda, les Cadières, les Bourrignon, les Marie Alacoque, la mère Ballon, et tant d'autres pauvres folles offraient également, dans leur effervescence ascétique, tous les symptômes d'un accès d'hystérie et leur amour s'exhalait en paroles mi-pieuses, mi-érotiques.

Un bien sot aveuglement fit désigner pendant plus de six cents ans, sous le nom burlesque de *minutions,* la saignée périodique à laquelle les religieux et les religieuses étaient forcées de se soumettre. Malade ou bien portant, aucun des cloîtrés n'était à l'abri du coup de lancette ; il fallait tirer du sang pour amortir l'aiguillon de la chair. Croirait-on que ces saignées périodiques se pratiquaient encore, en 1788, dans les couvents des deux sexes ? De plus, on administrait, comme auxiliaires, des sirops de nymphée, d'agnus castus, de pourpier, de laitue ; on faisait des lotions réfrigérantes, on appliquait aux novices des lames de plomb sur la poitrine et les lombes, et on les assujettissait à un régime débilitant. Mais tous ces moyens étaient une bien faible ressource contre l'organisme vénérien qu'éprouvaient les sujets d'un tempérament amoureux ; et ces mesures contre nature ne servaient qu'à troubler les fonctions digestives et à développer le germe d'une affection érotique.

Les médecins qui se sont voués au traitement des aliénés rencontrent assez fréquemment des femmes faibles d'intelligence et dominées par des fausses idées religieuses, chez lesquelles la continence outrée a développé la passion utérine. Parmi ces femmes, ordinairement de mœurs sévères, il en est qui, pendant l'accès nymphomaniaque, tiennent des propos lascifs et se livrent à des actions dont l'obscénité jure avec leurs habitudes antérieures et leur conduite irréprochable. De là, ces médecins ont conclu que, pour certaines personnes à idées étroites et au moral faible, l'éducation religieuse outrée, qui préconise le célibat comme un degré de perfection, est une des causes de la maladie érotique. Cette vérité, confirmée par l'expérience, a donné lieu au proverbe : « Le couvent et le confessionnal sont le tombeau de l'hystérie et de la nymphomanie ».

Complétons cette question par les sages paroles du docteur Lachaise : « Nous n'en saurions plus douter, la destruction des cloîtres et des couvents a été l'un des bienfaits de notre régénération politique. L'histoire s'occupera un jour de l'empreinte du sceau qui ferma ces catacombes de l'humanité. Le bruit des marteaux a remplacé les chants lugubres et les gémissements sacrés ; sur ce sol où languissaient quelques malheureux séquestrés volontairement de la société, cent ouvriers ont trouvé du travail et de l'aisance. La France a des couvents de moins, mais elle a des ateliers de plus ; si la religion a perdu une maison, une manufacture importante est venue accroître la prospérité nationale et le bien-être individuel. Lequel vaut mieux de l'ancien ordre de choses ou du nouveau ? Regrette donc, qui bien faire croira, le temps passé ; souhaite qui voudra le retour de quelque institution évidemment contraire au bonheur de l'homme, et que notre époque se flattait d'avoir détruite pour toujours. »

Il existe, dans l'un et l'autre sexe, des tempéraments caractérisés par une funeste activité génitale ; nous disons funeste, parce que les malheureux affligés de ce tempérament, en proie aux plus violents désirs sexuels et ne semblent vivre que pour assouvir leur passion brutale.

Chaque siècle, chaque peuple, offre des traits de vigueur génitale plus ou moins prodigieux. Depuis le fameux travail d'Hercule, qui féconda, en une nuit, cinquante jeunes filles, et celui de l'empereur Proclus, qui, en quinze jours, rendit le même service à cent vierges Sarmates, l'histoire cite une foule de héros en amour, dont les exploits, grossis par la tradition, nous sont arrivés comme des fables auxquelles il se refuse de croire, et l'on a raison. Cependant, on ne saurait nier qu'il y a des hommes et des femmes qui vivent continuellement sous l'influence des organes génitaux. Les individus de cette nature se rencontrent ordinairement parmi les sujets pauvres d'intelligence et les idiots.

Gallion cite un esclave africain, espèce de brute impropre à tout service, hormis celui des femmes ; sa vigueur sexuelle

extraordinaire le fit acheter fort cher par une Messaline de
l'époque.

Phases rapporte l'histoire d'un prince maure qui, en trois
jours, donne satisfaction à trente femmes dont était composé
son sérail.

Une femme s'étant jetée aux pieds d'un roi d'Aragon pour
implorer son secours contre les ardeurs de son mari, le prince
manda celui-ci et apprit de sa bouche qu'il caressait régulièrement dix fois sa femme chaque nuit. Le roi lui défendit, sous
peine de vie, de la caresser désormais plus de cinq fois.

Un montagnard des Pyrénées-Orientales épousa succes-
sivement onze femmes dans l'intervalle de quinze ans. Ses
embrassements étaient si multipliés et si fougueux, que toutes
ses femmes moururent atteintes de désordres graves dans les
parties vulvo-utérines. L'autorité s'opposa à ce qu'il contractât
un douzième mariage.

Les faits de cette nature et leurs analogues sont fort rares et
tout à fait exceptionnels. L'excessive activité des organes génitaux, dont nous venons de parler, dépend d'une hypertrophie
ou d'une exagération naturelle et nerveuse de ces organes, qui
conduit ordinairement à une fin funeste. Alors ce n'est plus la
faculté génésique dans sa vigueur, c'est une hideuse maladie
nommée *satyriasis*.

On rencontre quelquefois des jeunes hommes qui se font
une sotte gloire de leur intrépidité dans la lice amoureuse ; ils
ont fourni huit et dix carrières en quelques heures, ils sont

prêts à le prouver… Ces dires sont simplement des fanfaronnades et rien de plus ; si ces vantards avaient la moindre idée de la structure du testicule et de la sécrétion du sperme, ils n'oseraient pas avancer une semblable absurdité.

L'homme le plus enclin aux plaisirs sexuels se trouve réduit, après quelques copulations, à une sorte d'impuissance momentanée ; l'organe énervé ne peut satisfaire ses désirs ; il est forcé d'attendre que la nature ait réparé les pertes des fluides nerveux et séminal, afin de pouvoir de nouveau se livrer à l'acte vénérien. Les individus de ce tempérament perdent de bonne heure leurs facultés viriles, et vont grossir le nombre de libertins impuissants. C'est probablement à cette décadence génitale que ces vers de Parny font allusion :

Du tronc qui nourrit sa fraîcheur
La branche une fois détachée
Ne reprendra plus sa vigueur,
Et l'on arrose en vain la fleur
Quand la racine est desséchée.

Chez la femme, les choses se passent différemment : la déperdition étant infiniment moindre, puisqu'elle ne possède point de sperme, et l'acte pouvant s'effectuer sans érection, elles sont aptes à exercer le coït à toute heure, à tout moment. Elles peuvent résister plus ou moins longtemps aux fatigues de voluptés sexuelles, et beaucoup même n'éprouvent d'autre incommodité de leurs excès, qu'une lassitude, une ardeur et un gonflement des parties froissées.

L'histoire ancienne, surtout l'histoire romaine, fournit de nombreux exemples des ardeurs vénériennes et des fougueux transports de plusieurs femmes de haute et de basse condition.

Dans l'ancienne Grèce, Phrynée, Eléphantine, Midite, Cottyto, Phylénis et une foule d'autres courtisanes furent célèbres par leurs déportements. Les débauchés des deux sexes s'avisèrent d'instituer les mystères de Cottyto à l'instar de ceux de Cécès ; et dans ces fêtes nocturnes, il se passait des choses sur lesquelles l'antiquité a jeté un voile. Le poète Eupolis, ayant dévoilé dans sa comédie des *Baptes* quelques-unes des orgies du culte de Cottyto, fut tué par Alcibiade, qui crut se reconnaître au nombre des débauchés que signala le poète.

A Rome, au milieu des dissolutions de tous genres, où se vautraient les grandes dames, rien ne peut égaler l'insatiable salacité de Messaline, qui sous le pseudonyme de Lisisca parcourait les lieux de prostitution, défiant tous les hommes qu'elle rencontrait, de Messaline que l'on chassait des lupanars au point du jour, excoriée, lasse des assauts qu'elle avait soutenus, mais non rassasiée, *lassata sed non satiata*. Après les excès de cette bacchante impudique, on cite ceux de Cléopâtre, Faustine, Poppée, Agrippine, Nectimène, Valéria, Julie, Cesonie, Tarpeïa, Semiramis, Vestila, Quartilla, qui ne se souvenaient pas d'avoir été vierges, et tant d'autres qui acquirent, par leurs incroyables excès, une si triste célébrité ! Plus tard, Jeanne de Naples et Lucrèce Borgia renouvelèrent les orgies de Messaline. Mais tirons un épais rideau sur le tableau de ces fureurs utérines et terminons par quelques observations modernes qui prouvent que la femme affligée d'une prédominance génitale supporte mieux que l'homme les excès vénériens. Sous le règne de Théodore, une femme enterra vingt-deux maris, morts à la suite des excès auxquels les forçait cette bacchante insatiable.

Le colonel H… rapporte qu'une prostituée, enlevée par des soldats et portée au corps de garde, mit sur les dents les trente hommes qui composaient le poste, sans paraître nullement fatiguée.

Bertrand Nival cite une demoiselle de Maëstrich, belle et sage, qui, pendant notre première Révolution, fut forcée de subir la luxure de vingt-huit hussards. Elle en fut quitte pour une irritation vaginale et quelques écorchures qui se guérirent en quelques jours.

Un médecin attaché à l'un des dispensaires de Paris m'a montré une femme de quarante ans, qui depuis vingt-deux ans, faisait régulièrement en vingt-quatre heures six offrandes à l'amour.

L'auteur de *la Prostitution dans Paris* a donné plusieurs observations de femmes, qui, dominées par l'ardeur utérine, étaient toujours prêtes à consommer l'acte, sans dérangement appréciable à la santé. Chez les unes, l'imagination provoquait l'irritation sexuelle ; chez les autres, l'utérus agissait sur le cerveau.

Mais ce sont des cas exceptionnels dont la cause existe dans un tempérament utérin. Les femmes de ce tempérament se plaignent de ne pas être satisfaites par leurs maris, tandis qu'il en est fort peu de ces derniers qui aient à se plaindre de leurs femmes sur ce point.

D'où il faut conclure que la femme résiste plus longtemps que l'homme aux combats amoureux, et que c'est toujours sottise ou imprudence à celui-ci de vouloir prouver physiquement le contraire.

VII
Excès vénériens

Le sperme étant la sécrétion la plus importante de l'économie générale, puisqu'il est destiné à communiquer la vie et qu'il doit encore entretenir, pour ainsi dire, la vie de l'individu, il faut qu'il soit résorbé, en partie, pour porter une vigueur toujours nouvelle aux fonctions vitales et contribuer, par là, à la prolongation de l'existence.

L'abus empêche cette résorption si nécessaire à la santé et provoque en outre une sécrétion trop abondante qui se fait au détriment des autres et épuise le corps.

Toutes les évacuations d'humeur se font, à l'état de santé, avec facilité, sans réaction sur l'organisme.

Il n'en est pas de même de celle du sperme ; il faut un ébranlement général, une convulsion de toutes les parties, une accélération du mouvement vital, pour lui donner une issue.

Il ne faut donc pas être surpris que l'acte vénérien, exigeant une si grande dépense de vitalité, devienne par cela même nuisible au plus haut degré lorsqu'on le réitère abusivement.

Un caractère propre aux maladies nées d'un excès vénérien, c'est l'état chronique. Elles ont une marche lente et progressive et présentent toutes le type d'une altération profonde.

Dans le commencement des excès, le corps ayant besoin de réparation, il se produit une augmentation d'appétit, les digestions se font rapidement, mais cela ne dure pas.

L'estomac devient le siège de sensations pénibles et douloureuses, puis le dégoût des aliments survient.

Lorsque la fonction digestive est troublée, d'autres troubles de l'organisme ne tardent pas à se manifester. L'amaigrissement est un des effets les plus constants des abus vénériens. Des prédispositions individuelles engendrent pour chacun une série de maux particuliers : chez les uns, l'affaiblissement porte sur les organes respiratoires ; chez d'autres, les symptômes anémiques prédominent. Il y a affaiblissement, prostration des forces, essoufflement, palpitations et névrose. La sensibilité du système nerveux, qui n'est plus modérée par la richesse du sang, s'exalte et détermine des névralgies violentes interminables.

Les fonctions de la circulation étant activées par les émotions fréquentes et les ébranlements répétés du coït, il survient des battements de cœur qui déterminent des lésions de cet organe, comme aussi ils prédisposent les sujets sanguins à l'apoplexie et à la paralysie.

Un grand nombre de médecins ont placé les excès voluptueux parmi les causes de ces affections, et la plupart des morts subites pendant l'acte vénérien sont dues à des épanchements de sang dans le cerveau, ou à la rupture d'un anévrisme. Ces cas ne sont pas rares dans les maisons de tolérance.

Les maladies de la moelle épinière ont souvent été reconnues chez les débauchés. Nombreuses sont les maladies génito-urinaires qui peuvent survenir par les abus vénériens.

Chez l'homme, les écoulements et les rétrécissements du canal de l'urètre, le priapisme, l'impuissance, les pertes séminales.

Chez la femme, la leucorrhée, la blennorragie, les ulcérations du col de la matrice, la nymphomanie, la stérilité, l'avortement, le cancer du col, etc.

Dans les deux sexes, l'inflammation du rein, celle de la vessie, l'incontinence d'urine et enfin la syphilis.

Les excitations permanentes de la sensibilité, la déperdition incessante des forces vitales, tout concourt chez le voluptueux à l'ébranlement du système nerveux : spasmes, tremblements, contracture des membres, aberrations de l'ouïe et de la vue.

Les pertes séminales involontaires s'observent très souvent chez les débauchés. Il est des pollutions utiles : celles qui se manifestent, de temps à autre, pendant la nuit, dans des rêves lascifs. Chez les adolescents ou les adultes qui vivent dans la continence, elles remédient alors à la surabondance spermatique et sont suivies de soulagement. Mais si les pollutions sont fréquentes et répétées toutes les nuits, sans être accompagnées d'excitations, si la semence s'écoule en bavant sans occasionner le moindre plaisir, alors c'est l'état de maladie et la maladie la plus grave.

Les excès vénériens produisent non seulement des maux de langueur, mais aussi quelquefois des affections à marche rapide et aiguë.

Hippocrate a laissé l'observation d'un jeune homme qui, après une nuit de débauche, fut attaqué d'une fièvre violente accompagnée de symptômes malins qui se déterminent en quelques heures par la mort.

Chez les vieillards, on en voit qui ne savent pas plus résister que les jeunes gens aux périlleuses jouissances et qui, pour mieux exciter leurs sens émoussés, ont besoin d'aiguillons puissants et ils les demandent à la jeunesse et à la fraîcheur, à la beauté, aux grâces et à la variété.

Pour attiser un feu éteint, il n'est pas de manœuvres qu'ils n'emploient, quelque coupables soient-elles.

Outre les maladies redoutables de la vieillesse, ils ont à craindre la mort subite, résultat d'émotions désordonnées et d'efforts considérables.

VIII
Troubles à là suite du coït

La suractivité physique et morale qui accompagne l'éréthisme génésique s'accompagne quelquefois d'actes de violence. C'est ce qu'on nomme l'ivresse érotique. Chez quelques individus, la dépression consécutive s'accompagne d'une véritable antipathie sexuelle qui peut être assez intense pour se manifester par des violences (Feré).

L'excitation générale qui accompagne l'acte sexuel peut provoquer un grand nombre de troubles nerveux.

Le coït peut provoquer l'épilepsie. Sauvage cite une personne chez laquelle il était constamment suivi d'un accès. Zimmerman a connu un homme qui avait un accès chaque fois qu'il s'était livré à l'onanisme. Moriac cite un chien qui était atteint d'épilepsie chaque fois qu'il s'accouplait.

La folie peut être la conséquence des premiers rapports sexuels, surtout chez les jeunes femmes prédisposées. Le docteur Feré (*l'Instinct sexuel*) dit « que l'éréthisme général qui accompagne les excitations peut déterminer un très grand nombre d'accidents liés aux conditions physiques du complexus : tremblements local ou général, crampes, grincement de dents, toux, éternuements, borborygmes, éructations, émission de gaz intestinaux. »

Brantôme avait ouï parler d'une grande dame « que, quand on lui fesait cela, elle se compissait à bon escient ».

Mac Gilliendy cite une femme qui vidait sa vessie chaque fois que son mari l'approchait.

Les anciens auteurs ont signalé le danger du coït pendant le travail de la digestion : chez certains individus, le coït après le repas, provoque un épuisement des activités gastriques et tous les phénomènes de l'indigestion.

« L'organe génital, dit Feré, est suivi d'une diminution brusque de la tension artérielle qui peut amener la syncope et la mort subite. »

Hutchinson cite un malade qui, à la suite du coït, éprouvait une sensation effroyablement douloureuse derrière la tête, se sentait menacé de mort et restait quelques minutes inconscient.

On observe des cas de paralysie momentanée, chez certains individus, après le coït. Chez les hystériques, ces cas ne sont pas rares.

Chez certains tempéraments névrosés, les phénomènes d'épuisement ne se bornent pas aux fonctions motrices ; on peut les observer dans le domaine de l'intelligence et du sentiment, comme toutes les conditions de fatigue. Après la satisfaction du besoin, certains individus éprouvent pour leur partenaire un sentiment contraire, leur sympathie fait momentanément place à un sentiment qui peut varier du dégoût jusqu'à la haine.

IX
L'éducation préventive

A côté de ces anomalies congénitales peu coercibles dont les premiers chapitres de cet ouvrage ont esquissé les grands traits, certains troubles sont uniquement dus à la continence excessive, à l'abus du coït ou à la recherche du plaisir par les voies anormales du vice.

Certains individus manifestent une propension innée aux singularités de toute espèce. On en voit qui conçoivent la continence comme un idéal et d'autres auxquels la volupté semble l'unique motif de vivre. Et, même chez des sujets équilibrés, l'influence d'un certain milieu – austère ou dissolu – peut déterminer des inclinaisons anormales.

Nulle part encore les éducateurs ne paraissent avoir souci de prévenir les écarts sexuels par une initiation scientifique aux lois de la vie intime.

On se contente généralement de dispenser à la jeunesse quelques recommandations faites au nom de la morale ou de la respectabilité à moins qu'on ne lui prodigue l'impératif catégorique religieux.

Or, en la matière, c'est à la physiologie qu'il convient de demander des lumières. N'est-il pas évident que seule la science du mécanisme organique est fondée à nous éclairer sur le *modus vivendi* à observer quant aux fonctions génériques ?

C'est à l'ignorance des lois physiologiques qu'il faut imputer les multiples imprudences que la conduite de trop de jeunes gens laisse regretter. Tout d'abord, posons en principes :

1° que la fonction sexuelle ne saurait que très rarement être éludée sans trouble, et,

2° que tout excès de cette fonction engendre un déséquilibre.

Quelques développements vont préciser ces deux directives.

D'abord celle qui a trait à la continence.

Dès que l'état de réplétion séminale est atteint, le besoin de coït se manifeste plus ou moins nettement, plus ou moins impérieusement. Chez les hommes de tempérament sanguin ce besoin est souvent irrésistible et, à moins qu'il ne reçoive satisfaction normale, il incite le sujet à l'onanisme ou s'exprime, durant le rêve, par une éjaculation involontaire. Chez les lymphatiques, il présente moins de violence, mais il entraîne, s'il reste insatisfait, des troubles vaso-moteurs et de rabattement. Chez les nerveux, généralement imaginatifs, ce sont surtout les fonctions cérébrales que perturbe la continence ; l'attention s'éparpille, la pensée s'obscurcit, l'esprit, envahi d'images lascives, court à l'idée fixe.

Quant aux bilieux, on les voit, sous l'effet de la continence, devenir irritables à un suprême degré. Ils ressentent à tous propos une angoisse, une anxiété, une nervosité des plus pénibles. La cruauté, la colère, les impulsions meurtrières ou destructives sont souvent de simples épiphénomènes de la continence d'un bilieux.

Supposons évités, sous l'empire d'une forte volonté, d'un remarquable self-control, les plus extrêmes de ces périls. Il restera toujours le danger de l'émission spermatique spontanée qui guette, au cours du rêve, les continents.

A ceci, fort peu échappent. Or, l'éjaculation involontaire répétée conduit inévitablement à l'impuissance et à la débilité nerveuse et intellectuelle, sans parler d'une foule de troubles qu'elle engendre : affaiblissement de la vue, difficulté d'élocution, timidité, éreutophobie, etc., etc.

Poser en principe l'innocuité de la continence, c'est donc répandre une grave erreur ; prétendre l'imposer c'est inviter les gens à se préférer anormaux qu'en parfait équilibre.

Enfin, nous devons ajouter que l'excessive restriction ou l'abstention intégrale entraînent souvent tôt ou tard un penchant à l'abus.

L'homme soucieux de son bien-être organique et de sa lucidité cérébrale doit donc user sagement du coït. S'il se trouve momentanément dans des circonstances telles que toute relation intime lui soit impossible, il adoptera – afin de diminuer le besoin sexuel – un régime physique et moral spécial. S'abstenant de toute autre boisson que l'eau pure, il s'alimentera, avec modération, de légumes, de fruits frais et de laitage. Il organisera l'emploi de son temps de manière à ce que son esprit soit sans cesse absorbé par une occupation ou un délassement actif.

Enfin il s'interdira toute rêverie et s'écartera de tout ce qui pourrait l'y inciter.

Il prendra grand soin de ne rien absorber durant les deux heures qui précèdent le moment de se mettre au lit, et, immédiatement avant ce moment, il ira à la garde-robe afin d'évacuer tout le contenu de la vessie et du rectum.

Ces recommandations sont capitales et nous pouvons dire qu'en les suivant inflexiblement on réduira à un négligeable minimum les mauvais effets de la continence.

Après l'abstention, voyons l'excès.

D'abord où l'excès commence-t-il ?

Question très délicate qu'aucune règle générale ne saurait trancher, car tout dépend de la constitution de chacun.

La plupart des hommes ont tendance à excéder leurs ressources organiques. Beaucoup s'épuisent et si, parmi ces derniers tous n'en meurent pas, tous perdent leur vigueur physique et morale et, à peine quarantenaires, présentent tous les signes de la sénilité.

Comment se rendre compte du nombre de coïts qu'il convient de ne pas dépasser dans une période déterminée – par exemple, durant un mois ?

Lorsque le besoin apparaît spontanément (sans excitation alimentaire, ou extérieure) et qu'il reçoit normalement satisfaction, l'homme ressent, après le coït, l'impression de légèreté et de subtilité mentale. Il n'est nullement affaibli. Il aurait plutôt une propension à l'activité du corps et de l'esprit. Il se sent en meilleur équilibre qu'auparavant.

Inversement, lorsque le coït est suivi de somnolence, de torpeur, de tachycardie, de dyspnée, d'abattement, il y a certitude d'excès.

L'homme raisonnable trouvera aisément lui-même sa ligne de conduite en se basant sur ce qui précède. D'ailleurs, dès que l'abus se renouvelle fréquemment, la nature avertit le coupable très appréciablement par :

– une diminution notable de l'acuité visuelle ;

– une difficulté de plus en plus considérable dans tout travail nécessitant une attention soutenue ;

– une altération fâcheuse de la mémoire.

Ainsi toute désobéissance aux inéluctables lois de la physiologie comporte en elle-même son châtiment. Nul n'enfreint, sans se porter à lui-même de redoutables coups, la volonté de la nature. Et si nous prenons soin de gérer notre capital-argent selon les principes qui mènent à la prospérité, sachons, de même, préserver notre capital-vigueur de toutes dépenses au-dessus de ses moyens.

X
La rééducation curative

C'est un fait connu du clinicien que l'étiologie de la plupart des troubles généraux et psycho-nerveux comporte quelque élément génésique.

Le médecin se trouve fréquemment amené à s'enquérir du *modus vivendi* intime de son patient et à lui prescrire une modification profonde de ses habitudes.

Malheureusement, les meilleurs conseils demeurent souvent stériles quand le malade qui les reçoit considère ses excès ou ses vices comme ses principales sources de satisfaction.

Une rééducation toute psychologique s'impose donc avant tout.

Le patient que ses vices ou ses excès ont mis en état de misère physiologique doit décider s'il préfère – au prix d'une aggravation irrémédiable – persister dans ses errements ou se régénérer au prix d'un renoncement énergique.

Le parallèle entre la satisfaction continuelle que procure le bien-être interne de la bonne santé et les désagréments perpétuels, les malaises, la douleur, la dépression dont se paient les fugitifs plaisirs de la chair a souvent donné lieu à de salutaires méditations.

Nous avons souvent pu déterminer des débauchés à changer de conduite en appelant leur attention sur ce fait que le vice ne tient pas ce qu'il promet. Il captive et séduit l'imagination mais jamais il n'assouvit le désir.

Nous fûmes appelé en consultation, au printemps 191... auprès d'un jeune homme, à peine âgé de trente ans, que de précoces excès avaient conduit dans un état inquiétant à plus d'un titre. Un examen superficiel me permit de constater que, quoique excellemment constitué, fort et robuste, aucun de ses organes n'avait été épargné par les retentissements du surmenage sexuel.

A la suite d'un accès d'hémoglobinurie accompagné de violentes névralgies, de dyspnée et de douleurs articulaires il avait dû s'aliter et, à plusieurs reprises il avait eu des syncopes totales, d'une durée variant entre 70 secondes et 2 minutes et demie.

Il me fut relativement aisé de régulariser en quelques jours les principaux troubles du patient mais seule une vie hygiénique et sage pouvait reconstituer cet organisme ébranlé.

Comme beaucoup de viveurs, mon malade reçut de moi cette incitation à la sagesse avec une moue significative de profonde répugnance. Il n'avait, jusqu'alors – selon la romantique formule – vécu que pour l'amour, pensé qu'aux femmes, ou plus exactement qu'à l'érotisme.

— Ainsi, lui dis-je, vous ne croyez pas pouvoir vous résoudre à règlementer votre existence et à cesser d'abuser de vos forces ? Eh bien, réfléchissez, d'ici à ma prochaine visite à ce que je vais vous dire : vous vous découvrirez, en réfléchissant, des dispositions toutes différentes.

— Et à quoi faut-il réfléchir, docteur ?

— Il faut, au moyen de vos souvenirs, évaluer l'étendue de la déception que vous a donnée la possession charnelle de la plus jolie maîtresse que vous ayez eue.

Mon patient parut surpris.

— Certainement, poursuivis-je, vous avez d'abord *désiré* cette femme. Vous avez supputé le plaisir que vous donnerait la vue de son corps nu, le toucher de ses formes, le contact de ses lèvres, etc. Vous en avez rêvé éperdument, pendant la période où vous lui faisiez la cour. Eh bien ! Soyez sincère avec vous-même : vous reconnaîtrez que si votre imagination vous ouvrit ainsi un horizon d'exquises voluptés, toutes celles-ci se réduisirent à quelques négligeables réactions spasmodiques quand vous tîntes enfin dans vos bras le corps de cette femme si ardemment désirée.

Ce petit discours fit son œuvre et réussit à modifier la conception de l'intéressé. Que d'hommes gagneraient en sérénité et en vigueur s'ils se rendaient compte que ce qui les conduit à l'excès, au vice, aux abus de toutes sortes, *ce n'est pas le plaisir*, c'est *l'illusion* – toujours déçue – *qu'ils vont avoir du plaisir.*

Toute rééducation curatrice des victimes de la débauche se fonde sur cela. Avant tout, il convient d'amener le malade à prendre conscience qu'il *est dupe*, puisqu'il ne trouve jamais ce qu'il cherche.

Tout nous éblouit, dit un psaume, mais tout nous échappe et nous fuit. Et, en guise de commentaire, Péladan ajoute : « La femme promet beaucoup aux yeux et tient très peu au toucher. »

L'assouvissement, par la voie normale, du besoin sexuel comporte une agréable mais brève satisfaction. Si on analyse celle-ci, on ne tarde pas à échapper à l'illusion qu'elle l'emporte sur toutes les autres et on se persuade qu'il ne convient aucunement de lui sacrifier sa santé, son bien-être interne, sa vigueur et sa lucidité cérébrale.

J'invite toujours celui qui a contracté un vice, devenu habituel et despotique, à analyser ce qu'il éprouve lorsqu'il s'y livre. Je lui prescris de se demander : « Est-ce que j'éprouve réellement quelque chose de très agréable ? » Et je puis dire que dans les neuf dixièmes des cas cette médication, toute psychologique, fait merveille.

Parallèlement à la modification de l'orientation mentale du patient, il y a lieu de l'inciter à chercher des dérivatifs dans toute occupation saine et agréable. Il faut l'engager à prendre intérêt à quelque question ou à quelque besogne attrayante. Enfin on doit l'inviter à user de plaisirs soit physiques (sports, voyages, etc.), soit intellectuels (littérature, musique, théâtre, etc.), qui satisferont ce besoin de jouir inné dans l'être humain.

Enfin, la suppression des sources internes et extérieures d'excitation génésique aide toujours considérablement. D'une part un régime alimentaire rafraîchissant, modéré, frugal ; d'autre part, la compagnie exclusive de personnes équilibrées et morales s'imposent dans tous les cas.

C'est dire que tout ce dont on use communément pour atténuer l'ardeur sexuelle : stupéfiants, hypnotiques, anaphrodisiaques, hydrothérapie, etc., ne sauraient suffire à des cures sérieuses et définitives. Ce sont là de simples adjuvants, des aides temporaires. Leur rôle, très secondaire, reste subordonné à un essentiel résultat : la modification psychologique du malade.

DEUXIÈME PARTIE
LES ABERRATIONS PSYCHOLOGIQUES

XI
Les fétichismes

Le fétichisme consiste en la recherche exclusive des excitations et satisfactions sexuelles au moyen de la vue ou du contact d'une partie du corps ou d'un objet. Un fétichiste se soucie spécialement des mains, l'autre des pieds ; un troisième apprécie uniquement les seins ; un quatrième les bras. On a vu qui recherchaient avec passion les lingeries féminines. Certains éprouvent une joie complète en délaçant de hautes bottines. Toute énumération resterait incomplète car il n'est pas de singularités qui n'aient été observées en matière de fétichisme.

L'origine de tous les cas est analogue. Lors de la puberté, chacun ressent pour la première fois le trouble sexuel sous l'effet d'une circonstance particulière. Le souvenir de ce premier trouble s'incruste dans l'inconscient et y subsiste toute la vie. L'individu sera toujours poussé à chercher à renouveler la cause de ses premières émotions génésiques.

Voici un jeune homme, jusque-là étranger à tout désir amoureux, qui, au cours d'une soirée mondaine se sent troublé à la vue d'une femme de quarante ans. Celle-ci s'évente d'un geste gracieux. Son bras opulent ganté de peau agite rythmiquement l'éventail. Le jeune homme associera inévitablement, par la suite, toute excitation sexuelle à l'idée d'une femme en robe de soirée qui s'évente et qui porte des gants de peau.

Supposons que le jeune sujet soit sain de corps et d'esprit. L'impression originelle, tout en lui laissant un profond souvenir, sera, par la suite, plus ou moins modifié par d'autres impressions amoureuses. Si, au contraire, il est d'une impressionnabilité morbide, l'impression originelle demeurera prédominante et jamais il n'aura de plaisir intense qu'avec une femme semblable à celle qui l'émeut pour la première fois.

Ceci explique que parmi les clients des maisons de prostitution il y en ait assez souvent qui demandent qu'on fasse vêtir, coiffer, etc., une femme d'une manière déterminée, et qu'elle ait en mains un éventail ou tout autre objet.

Nous avons pu observer au cours de quarante années de pratique médicale, plusieurs cas très typiques de fétichisme.

En voici deux :

Louis B…, 37 ans, poète de talent, très cultivé, très artiste, entra un soir, à l'âge de douze ans dans la chambre de sa mère. Celle-ci, debout devant son armoire à glace, répartissait ses cheveux en boucles, afin qu'ils soient frisés le lendemain matin. Elle était uniquement vêtue d'un souple peignoir qui dessinait ses hanches. Ses jambes et ses pieds étaient nus. Louis B… ressentit à ce moment une émotion étrange. Dès ce jour sa mère eut pour lui un attrait nouveau. Il trouvait à l'embrasser, à lui toucher les mains ou les bras, un plaisir très différent de la tendresse filiale. Il désirait éperdument la revoir procéder à sa toilette de nuit. Il imaginait mille ruses pour assister, le soir, au déshabillé de sa mère. Lorsqu'il y parvenait, il attendait avec angoisse le moment où elle disposait ses cheveux pour la nuit et goûtait alors un plaisir fascinant.

Bref, l'impression subsista et orienta toute la vie sexuelle de Louis B... Il épousa à l'âge de 21 ans une jeune fille qu'il avait choisie parce que sa stature ressemblait beaucoup à celle de sa mère. Il prit ses dispositions pour que la jeune femme, chaque soir en peignoir, procédât devant lui à ses apprêts nocturnes. Il l'interrompait au moment de la coiffure, pour la posséder passionnément. Celle-ci trouvant désagréable d'être sans cesse dérangée se refusa bientôt à l'étreinte de son époux. Elle ne comprenait pas qu'il choisît juste un pareil moment.

Louis B... dut alors chercher, dans des lupanars, le plaisir devenu impossible chez lui. Il emportait un peignoir et divers ustensiles de toilette. Ceux-ci étaient remis à une femme complaisante qui les utilisait selon le caprice de Louis B...

C'est ainsi que ce dernier contracta avec une prostituée, la syphilis qui l'amena à ma consultation.

Maurice M. ..., ingénieur, 32 ans, me consulta, il y a quelques années, au sujet d'un désir morbide qu'il avait toujours éprouvé et qui devenait de plus en plus obsédant. Il recherchait l'occasion de surprendre des fillettes en train de satisfaire leurs besoins naturels. Il visitait les jardins publics, les bois environnant la capitale et certains villages de son pays natal. A Paris même, dans les quartiers et squares populaires, il trouvait parfois ce qu'il cherchait. Son désir avait pris tous les caractères de l'idée fixe. Il le jugeait d'ailleurs déshonnête et nous pûmes l'en débarrasser au moyen de la suggestion hypnotique.

Ce Monsieur se rendit compte de l'origine de son mal, lorsque nous l'invitâmes à se remémorer l'époque de sa puberté. Sa première émotion sexuelle avait, en effet, été déterminée par une jeune cousine qui, partageant ses jeux, était fort libre avec lui. Celle-ci, avec toute l'impudeur de l'innocence, s'était plusieurs fois accroupie à quelques pas de lui, au milieu du jardin, pour uriner. Quoique fugitivement, il fût impressionné par ce spectacle dont le souvenir s'accompagna peu à peu en lui d'une excitation génésique et d'un désir morbide.

Le professeur Ch. Féré a rapporté, dans les *Archives de l'anthropologie criminelle* (numéro du 15 juin 1899) le cas d'un enfant de cinq ans qui vit un jour la gouvernante de sa sœur, âgée de quatorze ans, lui administrer une fessée. Il conserva le souvenir des fesses déjà développées de sa sœur aînée. Ceci décida de sa vie génésique car, à dater de ce jour, il chercha à revoir et à toucher le derrière de la fillette. Comme il partageait son lit, il parvenait assez aisément à ses fins. Plus tard, jouant avec des fillettes, il en trouva plusieurs qui se laissèrent dénuder, palper et fouetter. Enfin, arrivé à l'âge d'homme il rechercha toujours l'excitation et l'orgasme au moyen de la flagellation.

Ces quelques exemples rendent suffisamment compte du fétichisme, du moins dans ses formes corporelles. Il en est un autre genre, extra corporel, consistant à l'assouvissement sexuel au moyen d'objets, notamment d'habillements féminins. On sait que beaucoup d'hommes préfèrent coïter avec une femme habillée : d'autres ne sauraient éprouver le moindre émoi avec une femme nue.

Mais où l'aberration proprement dite commence, c'est lorsque le vêtement suffit. On a vu des malades que la femme laissait indifférents alors qu'ils ressentaient de la volupté à palper des lingeries intimes ou à s'en frictionner les organes sexuels. D'autres utilisent dans le même but des bas, des chapeaux, des chaussures, des gants ou des mouchoirs.

Ces anomalies, plus fréquentes qu'on ne le pense, sont, en grande partie, dues aux conditions antiphysiologiques de l'éveil de l'instinct sexuel. Les récents travaux de Freud ont montré le danger du refoulement des premiers désirs. Les mœurs modernes sont à réviser à ce point de vue. Tant que l'époque de la puberté ne sera pas l'objet d'une attention et d'une éducation conformes aux nécessités organiques, le fétichisme subsistera.

C'est d'ailleurs durant cette même période de la formation que naissent les germes de presque tous les vices qui désolent la société et dégradent l'individu.

XII
L'exhibitionnisme

C'est, à la vérité, une aberration peu fréquente. L'exhibitionniste éprouve l'irrésistible besoin de montrer ses organes sexuels à des personnes généralement inconnues. Parfois, il se dénude devant un groupe de femmes. Dans d'autres cas, c'est à une certaine femme seulement qu'il a plaisir à infliger ce spectacle. On a vu aussi des malades de cette sorte rechercher spécialement certains lieux (églises, jardins publics, théâtres) ou certaines circonstances (cortèges nuptiaux, défilés d'écolières, etc.).

Louis B..., dont il a déjà été question au chapitre précédent, se rendait, de préférence dans les églises, à des heures où nulle cérémonie ne réunissait les fidèles. Il s'approchait d'une dame en prière et, attirant son attention par quelques mots, il démasquait brusquement ses organes.

Ainsi que tous les troubles de même nature, l'exhibitionnisme peut être considéré comme l'exagération maniaque et la manifestation intempestive d'une impulsion normale.

Il est certain, en effet, que le désir masculin s'accompagne souvent d'une impulsion à se rendre évident. Lorsque l'objet du désir semble malaisé à conquérir, cette impulsion devient plus vive. Devant la femme longuement convoitée et enfin consentante, l'homme aura plaisir à se montrer en érection. Certains timides, certains malchanceux en amour, certains disgraciés, sans cesse éconduits et repoussés deviennent exhibitionnistes par exaspération.

Un fait bien connu des médecins spécialistes confirme notre théorie.

C'est le cas fréquent des hommes qui, après des mois d'une cour assidue, deviennent incontinents spasmodiques dès la première intimité. Sitôt dénudés en présence de celle qu'ils désireraient tant étreindre, ils éjaculent et restent impuissants. En pareil cas, nous prescrivons au malade de s'accoutumer à demeurer dévêtus auprès de sa compagne, par exemple de prendre des bains avec elle. Ce procédé donne généralement de rapides résultats. L'accoutumance de l'intimité nue rééquilibre l'émotivité du patient. Sa vigueur normale revient aussitôt.

L'exhibitionnisme se manifeste aussi chez la femme. Mais nous ne croyons pas qu'elle soit alors de provenance érotique.

Observons que, normalement, la femme cherche à mettre en valeur, en relief, ce qu'elle croit gracieux et attirant dans sa personne. Jadis, le costume féminin stylisait les lignes corporelles tout en dissimulant leurs réels contours. Seuls le visage et la coiffure se voyaient départis le rôle de séduction, sauf dans les réunions mondaines où s'y ajoutait le décolleté.

Peu à peu, les coutumes évoluant, ont abouti à la mode actuelle, aux vêtements courts et collants. Il serait inexact de dire que le costume actuel laisse deviner les lignes : au vrai, il nous épargne cet effort car il les exhibe telles qu'elles sont.

L'explication psychologique de cette évolution de l'habillement féminin est simple. Elle réside dans l'évolution de l'idéalisme. Autrefois idole, créature éthérée vers qui dévotieusement montaient les strophes du poète, la femme a subi l'effet du réalisme issu des philosophies positives.

Elle cessa bientôt d'être l'essentielle occupation de la pensée et du cœur masculin. Elle sentit alors le besoin de réagir et de s'imposer à l'attention. Comment ? Par une directe sollicitation aux sens de l'homme. C'est pourquoi les robes sont courtes, les décolletés libéraux, les allures provocantes.

Transposons maintenant ces considérations physiologiques dans le domaine de la pathologie. Nous trouverons certaines déséquilibrées – les hystériques – en proie au désir excessif d'éveiller l'attention, de se rendre intéressantes. Les unes inventent des histoires qui font d'elles des héroïnes de roman-feuilleton. On en a vu accuser des hommes honorables et à l'abri de tout soupçon de les avoir violentées. On en voit aussi de moins subtiles, qui à court d'imagination, lèvent leurs robes et montrent frénétiquement leur chair intime.

Dans ses *Trois essais sur la sexualité* Freud montre excellemment que l'instinct sexuel apparaît bien avant la puberté, et qu'en fait, il détermine diverses impulsions chez les tous jeunes enfants. Parmi ces impulsions, on remarque déjà l'exhibitionnisme. Il suffit d'observer la complaisance évidente avec laquelle certains enfants se dénudent, en présence d'autres enfants ou de grandes personnes pour l'accomplissement de leurs besoins ou même par manière de jeu.

Mais, dans l'enfance, l'exhibitionnisme, tout spontané, ne présente aucun caractère morbide. Il manifeste une tendance normale de l'instinct, et, sous l'effet de l'âge et de l'éducation, il disparaît. Aucun refoulement, pour parler le langage freudien, ne saurait se manifester avant la formation de ce qu'on pourrait appeler la capacité d'auto-répression. Et ce qui caractérise le processus morbide de l'exhibitionnisme, c'est précisément la réaction de l'instinct génésique contre une série de refoulements.

Là encore on voit l'importance d'une éducation sexuelle rationnelle. Dériver l'impulsion sexuelle est excellent ; la refouler est fatal.

Tout système d'éducation à base de prohibitions directes, précises, absolues, engendre nécessairement le refoulement. Un tel système constitue une maladresse à laquelle restent imputables les anomalies susceptibles d'apparaître plus tard.

Ce qu'il faut, c'est amener l'enfant à prendre un puissant intérêt pour toute chose salutaire : lui inculquer le goût de l'équilibre et de la vigueur, le désir d'être fort, habile et résistant au travail et au jeu. On éveillera son attention sur toute espèce de sujets attrayants et curieux et, en particulier, on favorisera le développement de ses aptitudes innées pour toute connaissance pour toute besogne, sport, art, etc., de nature à accaparer son esprit, sa sensibilité, son activité.

Ainsi subsistera son indifférence pour les spectacles, conversations ou fréquentations susceptibles d'éveiller ses instincts sexuels ou de retenir son attention sur des sujets érogènes.

Nous sommes expérimentalement certain qu'en matière de psychologie sexuelle surtout, mieux vaut prévenir que guérir. Or, le rôle prophylactique de l'éducation est ici absolument primordial.

Quant aux malades adultes, leur cure nécessite avant tout l'adoption d'un *modus vivendi* intime conforme aux lois de la nature. Le praticien doit s'efforcer surtout de les en convaincre, quelque résistance qu'il puisse rencontrer en eux-mêmes.

La fonction sexuelle, si simple, si aisée à satisfaire par les voies normales, n'aboutit aux bizarreries lubriques qu'en raison des obstacles que rencontre son assouvissement.

Les bizarreries passées à l'état habituel deviennent d'impérieuses obsessions auxquelles le malade ne se sent pas enclin à substituer des actes normaux. Il lui semble que seule sa manie exhibitionniste le peut satisfaire. Malgré cette disposition, le retour à la vie normale reste le premier pas à franchir vers la santé et l'équilibre. Souvent il n'y a que ce premier pas qui coûte. C'est pourquoi le médecin qui reste ferme dans cette directive opère des cures souvent rapides et complètes.

XIII
Le masochisme

Chacune des aberrations dont nous traitons dans ce livre coexiste généralement avec plusieurs autres. C'est ainsi que le fétichiste peut également se montrer masochiste, exhibitionniste, etc.

En quoi consiste le masochisme ? A rechercher la volupté physiologique dans l'autorité d'une personnalité dominatrice, autoritaire, à ressentir le besoin d'être malmené, commandé, humilié, injurié par celle-ci.

Voici un cas type de masochisme.

Il s'agit d'un jeune homme de 20 ans, Arthur K..., d'excellente éducation. Subtil et cultivé, c'est un intellectuel dans toute la force du terme.

Il n'y a, dans son passé, nulle anomalie.

Cependant, une singularité, insignifiante pour qui n'est pas initié à la psychologie morbide, a marqué sa douzième année.

Il manifesta à cette époque un mécontentement très vif lors du renvoi, par ses parents, d'une bonne qui l'avait giflé.

Un peu plus tard, Arthur K... prend goût aux vénus de carrefours et s'arrête en face de celle dont les invites sont faites en des termes impérieux et violents. Il goûte un trouble maladif quand une fille – à l'appel de laquelle il n'a pas répondu de suite – l'injurie en des termes crapuleux.

Les femmes d'allure et de langage doux, tendre, ne lui produisent aucune impression.

Au contraire, si une femme le traite en petit garçon, elle se montre despotique, exigeante et par surcroît brutale, il recherche avidement sa compagnie.

Et, – signe caractéristique – plus cette femme est de bas étiage, plus il l'apprécie.

Pour son malheur, Arthur K... rencontra pendant la guerre, au cours d'une permission, tandis qu'il servait dans l'armée anglaise, une Parisienne occupée comme bonne dans une maison amie où il dîna.

Cette créature, bâtie en force, haute en couleur, d'allure quelque peu masculine, répondit avec une brusque insolence à une question d'Arthur K...

Celui-ci vint, le lendemain, attendre la bonne, aux alentours de la maison. Il lui fit présent de quelque bijou et lui demanda un entretien qu'elle accorda – se rendant compte qu'elle tirerait de larges bénéfices si elle s'attachait le jeune officier.

Intuitivement, elle comprit que ses allures insolentes et brutales attiraient le malheureux et, dès le début elle se montra dure et violente.

Plus elle accablait son amoureux de rebuffades et de méchancetés, plus il semblait tenir à elle.

Elle se fit épouser.

Alors une vie singulière commença.

Arthur K... servait littéralement de domestique à l'ignoble fille. Vêtu de costumes tachés et usagés, il accomplissait les besognes les plus pénibles et les plus dégradantes. Elle le donnait ainsi en spectacle à divers amis et ne manquait pas de lui infliger, en leur présence, non seulement les pires injures, mais quelques soufflets.

Bientôt elle prit l'habitude de le bâtonner et de stimuler son zèle ménager avec un fouet à chien.

Un ami de la famille d'Arthur K..., mis au courant de son étrange aventure, avertit les siens. Ceux-ci voulurent arracher leur fils des griffes de l'aventurière.

Mais Arthur K... opposa la plus vive résistance à celte intervention et finalement fut désavoué par les siens.

Un semblable cas confirme en tous points notre théorie générale des aberrations génésiques. On se souvient du soufflet reçu par Arthur K... à l'âge de onze ans par une domestique. Ce fut certainement cette circonstance, par l'ébranlement nerveux qu'elle lui occasionna, qui fit naître en lui le trouble sexuel que sa récente puberté rendait possible.

Le malheureux – probablement d'hérédité névropathique – associa ensuite cette humiliation initiale au trouble voluptueux et fut enclin à rechercher ce dernier par les mêmes voies qui le lui avaient procuré, au début.

Au demeurant, le masochisme s'observe également chez les femmes et dans toutes les classes sociales. Il apparaît parfois tardivement chez l'homme.

Si on voulait analyser très strictement les divers éléments et degrés du masochisme, on y trouverait l'exagération d'une tendance qui, souvent, apparaît normale.

Quand, de deux personnes, l'une est amoureuse de l'autre, n'est-il pas fréquent que celle qui se sent éprise aime à être plus ou moins inféodée à l'autre ?

Les hommes et les femmes délicats, doux, timides, sensibles, ne cherchent-ils pas inconsciemment, en amour, leur antithèse, c'est-à-dire des êtres robustes, énergiques et dominateurs ?

Et quel amant, quelle amante, n'a goûté un plaisir infini à se plier à quelque caprice de l'être aimé ?

Ceci montre bien que l'amour – même rigoureusement normal, – comporte quelques traces de masochisme

Il ne faut donc pas s'étonner que ceci s'exagère, jusqu'à l'aberration, chez certains individus prédisposés aux déséquilibres sexuels.

Les manifestations du masochisme sont infiniment variées.

On a vu des femmes du meilleur monde, payer dans quelque lupanar, pour qu'on les habille en servante et qu'on leur fasse accomplir, sous le fouet ou le bâton, des besognes répugnantes. Chose bizarre, certaines misandres qui ne souffriraient pas, de la part d'un homme, la plus petite marque de despotisme, trouvent un plaisir voluptueux à se voir commander, contraindre, injurier et maltraiter par des femmes.

Inversement on voit des hommes pleins de mépris pour la femme, s'asservir jusqu'au fanatisme à des individus plus ou moins sodomites qui les traitent comme un souteneur n'oserait traiter une prostituée.

Nous avons eu à examiner, il y a quelques années, le cas d'un Arabe, Zérouali Ben Mustapha, qui s'était assujetti deux jeunes gens de famille honorable. Il les contraignait à se prostituer à d'autres hommes et encaissait cyniquement l'ignoble bénéfice de cette exploitation.

Le Dr Dupuy, l'érudit auteur de *La Plus étrange volupté* rapporte dans son livre le cas d'un ecclésiastique nommé Bomboy. Ce dernier goûtait le spasme vénérien à condition :

1° de manquer de respect à une femme altière et méprisante ;

2° d'être ensuite fouetté par celle-ci comme un enfant.

Son exemple, loin d'être unique, se renouvelle journellement dans maint lupanar parisien. Il existe même des établissements spécialement organisés à l'usage des masochistes. On leur y dispense, moyennant un prix élevé, les brimades, les humiliations, le ridicule et les coups qui déclenchent chez ces déséquilibrés le paroxysme de la jouissance sexuelle.

XIV
Sade et son école

On connaît la triste renommée du Marquis de Sade. Dans ses ouvrages, ce dévoyé offre non seulement la description de scènes révoltantes, mais encore une sorte de philosophie justificative des pires, des plus cruelles débauches.

Sade exhorte son lecteur à tirer plaisir de la douleur d'autrui. Il l'incite à torturer les êtres avec lesquels il assouvit son instinct sexuel. Et il décrit complaisamment d'horribles excès, d'ignobles cruautés qu'il s'attribue avec satisfaction comme s'il s'agissait d'actions héroïques.

Nous jugeons malsaines les descriptions de ce genre. Aussi bien n'en citerons-nous aucune. La psychologie du sadisme se passe d'ailleurs de tout exposé graveleux.

Selon notre directive, nous envisageons toujours le cas normal pour expliquer l'anormal. Et la première observation que nous puissions faire est celle de l'attrait exercé sur les hommes par la virginité. Dans cet attrait on peut discerner des éléments sentimentaux comme le contentement d'être aimé le premier, encore qu'il s'agisse d'une pure illusion dans nombre de cas. On peut, en effet, épouser une fille vierge et la déflorer alors qu'aucun élément spécifiquement amoureux ne l'a déterminée au mariage. La certitude d'épouser une intacte vertu flatte aussi, pratiquement, le candidat au mariage, quoique la virginité physique ne soit qu'une garantie très incertaine.

Mais, indéniablement, hormis tous les autres attraits de la vierge, il en est au moins un qui s'adresse nettement aux possibles dispositions sadiques de l'homme, à cet instinct de viol plus ou moins vif chez tous les mâles : c'est la défloration sanglante, meurtrissante, polluante, ménagée par la virginité.

Que la vue et l'ouïe de maint bourgeois, lors de l'approche nuptiale, aient été réjouies par le spectacle et les cris caractéristiques du stupre initial, nul ne le déniera.

Les sadiques avérés sont des êtres que le goût des voluptés mêlées de douleur et de sang possède constamment, exclusivement et non seulement à l'occasion d'une défloration éventuelle.

Le type du Don Juan, séducteur infatigable, immédiatement las d'une fille, dès l'assouvissement de son désir pour elle et toujours acharné à de nouvelles conquêtes est sadique au premier chef, mais d'un sadisme sans cruauté spéciale.

Le dévoiement commence avec le besoin de pimenter le coït par des brutalités depuis le simple pincement ou piqûre d'épingle jusqu'aux morsures profondes et aux plaies creusées avec une arme plus ou moins dangereuse. Actuellement, le sadisme meurtrier de l'infernal marquis reste exceptionnel. Mais si les cas extrêmes sont rares, il n'en est pas moins certain que les demi-sadiques sont légion. De multiples annonces insérées dans certains journaux par des maisons spéciales à l'usage des aberrants génésiques en font foi. Les unes indiquent en un langage conventionnel, que le client y trouvera des créatures subissant, pour une somme déterminée, les flagellations sanglantes. D'autres promettent la disposition de véritables salles de tortures.

Nous avons visité un établissement de ce genre. Dans un vaste caveau, on y voit une reconstitution très fidèle d'une chambre de torture moyenâgeuse. Il s'y trouve des croix et des chevalets pour attacher les victimes. Il s'y trouve aussi un personnel disposé à subir toute sorte de menues douleurs moyennant finance.

Il faut noter que dans ces mêmes établissements, on administre à qui veut les châtiments corporels les plus variés et que la clientèle de ceux qui cherchent ainsi la volupté dans leur propre souffrance est aussi nombreuse que l'autre.

Vis-à-vis du sadisme physique, il existe un sadisme moral que le triste marquis n'a eu garde de négliger. Dans l'*Anti-Justine* on le voit parler à une jeune fille qu'il a fait enlever et qu'il destine à ses coupables manœuvres. Bien loin de lui adresser d'amoureuses paroles, le marquis, dans un langage élégant et châtié, lui fait part de ses intentions et des conséquences de leur exécution.

Il évoque devant sa victime l'incapacité où elle se trouve de lui échapper. Il lui décrit ce qui doit se passer entre elle et lui. Il lui fait envisager les flétrissures physiques qui résulteront des abus qu'il commettra sur elle. Il termine en lui assurant qu'il ne la relâchera qu'après l'avoir rendue mère et séparée à jamais de son enfant. La malheureuse ne peut croire à pareille noirceur chez un aussi élégant cavalier, s'exprimant avec mesure dans des termes choisis. Elle l'adjure, au nom des sentiments les plus sacrés, de renoncer à ses desseins. Le misérable s'abandonne alors à l'hilarité.

Un autre jour, il lui développe ses théories : La femme n'est pour lui qu'un instrument de plaisir et il en tire une satisfaction d'autant plus vive qu'il la voit souffrir plus horriblement. Il est riche, puissant, honoré. L'impunité lui est assurée tandis que ses victimes n'ont rien à espérer du secours ou de la justice des hommes.

Cette sorte de torture morale constitue l'un des plus grands plaisirs du marquis : c'est le jeu du félin et de sa proie qu'il tient palpitante dans la terreur de ses griffes.

Que d'hommes sont inconsciemment – et même de propos délibéré des tortionnaires moraux, à la manière de Sade !

Nous avons connu un individu – par ailleurs irréprochable – auquel sa femme inspirait le plus violent désir quand elle pleurait. Aussi s'ingéniait-il à la tourmenter jusqu'à ce qu'elle éclatât en sanglot. Il s'attachait alors à prolonger la crise jusqu'à ce que sa propre excitation génésique atteigne le paroxysme et renversant alors à l'improviste la malheureuse, il la possédait avec une violence voisine de la fureur.

Ici, comme ailleurs, les cas d'espèce sont extrêmement variés. Il suffit d'avoir compris le principe du sadisme pour s'apercevoir qu'il s'agit d'une manifestation génésique dont les formes légères sont fréquentes et les formes moyennes assez répandues.

Au fond, la sauvagerie primitive sommeille dans les instincts de l'homme moderne, contenue et engourdie par les mœurs civilisées. A de rares exceptions près, il suffit d'un concours de circonstances pour susciter la brute ancestrale tapie derrière le masque civilisé.

La vie coloniale et la guerre en ont fourni les preuves les plus indiscutables. Tel qui, sur le sol des cités européennes contenait ses mauvais désirs, les manifeste avec cynisme dès qu'il se trouve transplanté loin des terres civilisées, dans quelque domaine asiatique ou africain. L'exemple de l'administrateur colonial Toqué qui, par manière de jeu, faisait exploser des cartouches de dynamite préalablement enfoncées dans l'anus d'un nègre est certainement extrême, mais d'autres atrocités subsistent, d'équivalente inspiration.

Enfin l'orgueilleuse Germanie, le pays de la « Kultur », le flambeau de la civilisation, a donné la mesure sexuelle de ses élites durant l'invasion de 1914. Qu'il suffise de rappeler les viols systématiques des jeunes filles, sous les yeux de leurs parents, non seulement par de vulgaires feldgrau, mais en tout premier lieu par des officiers supérieurs, puis sous l'ordre de ceux-ci, par la moindre canaille.

Cruauté et débauche sont souvent sœurs jumelles…

XV
Incubes et succubes

C'est une forme bien curieuse de délire pollutionnel. Des hommes sont, au cours de la nuit, assaillis par de luxurieux invisibles (succubes) qui, abusant de l'abandon de leurs victimes les induisent à de coupables rapports.

Des femmes, aussi, reçoivent la nocturne visite d'insaisissables éphèbes (incubes) qui assouvissent sur elles une inextinguible soif de caresses lubriques.

En réalité ceci se résout au rêve érotique banal. Mais la singularité du phénomène consiste dans l'interprétation aberrante qu'en font les mystiques confiants dans l'existence et le rôle terrestre des démons.

L'Église – dont les inspirations ne semblent pas toujours émaner du St-Esprit – a si bien admis la réalité des relations sexuelles de certains hommes et de certaines femmes avec les démons qu'un savant religieux, le P. Sinistrari, d'Amiens, a gravement disserté sur cet important sujet.

Dans son ouvrage il réunit de troublantes observations qu'il interprète à sa manière, mais dont la science peut tirer d'autres enseignements.

On sait que l'imagination, provoquée par la continence ou par le refoulement d'un désir spécial plus ou moins singulier, peut donner lieu à l'obsession et à l'idée fixe. En l'espèce, l'idée fixe consiste en l'image mentale de nudités, en représentations cérébrales d'actes voluptueux, etc. L'insatisfaction matérielle tend inconsciemment à créer un rêve (ou une rêverie) au cours de laquelle l'intéressé s'imagine jouir à son gré, posséder l'objet de ses désirs, réaliser ses pensées lubriques.

Au cours du sommeil, l'imagination, délivrée de la surveillance de la raison, s'exalte et atteint son summum de puissance évocatrice. Alors apparaissent des êtres que l'on croit voir, toucher, entendre, et dont la présence détermine les mêmes impressions, les mêmes sensations que s'ils étaient de chair et d'os. Nous pourrions même dire que ces fantômes psychiques trouvent en qui ils s'évoquent un clavier nerveux si vibrant, un éréthisme si exacerbé que leur toucher et leurs caresses comportent une volupté bien plus aiguë que la normale.

Ainsi naquit dans quelques cerveaux à la fois déséquilibrés par la foi mystique et par l'érotisme, la conviction qu'ils étaient visités par des êtres réels quoique d'essence surnaturelle.

Ce qui parut confirmer cette absurde conviction fut le cas assez fréquent où l'hallucination voluptueuse venait assaillir en plein jour sa victime. Le P. Sinistrari, dans son ouvrage précité, ne manque pas de citer plusieurs cas de ce genre, en particulier celui d'une femme, qui, étendue à terre, remuait lascivement les jambes et les cuisses et semblait étreindre un fougueux amant. Quand elle eut ainsi goûté l'orgasme vénérien, elle sembla, dit le P. d'Améno, recouvrer ses sens et l'on vit s'élever d'elle une vapeur noirâtre – le démon, probablement.

Au vrai, une imagination hallucinée peut parfaitement subir l'illusion d'une véritable apparition, d'une présence matérielle. Nous avons pu observer une femme très ardente que l'absence de son mari rendait hallucinable. Sous l'effet du besoin sexuel, elle s'abandonnait à d'activés rêveries dont se repaissait son appétence. Peu à peu il lui semblait avoir prés d'elle le bien-aimé. Ses mains, étreignant le vide, sentaient les contours du mari. Puis l'hallucination du toucher s'affirmait et lui donnait l'exacte illusion d'un coït aboutissant à une très vive jouissance. Nous avons également traité une jeune fille dont les rêves comportaient parfois l'étreinte d'un démon tout semblable au diable légendaire. Ce dernier tout en la violant, lui griffait le dos sur le trajet des nerfs rachidiens. Elle s'éveillait ensuite, très mal à l'aise, et restait, le lendemain, dans un état de prostration fort pénible.

Ce sont là des cas justiciables d'un traitement surtout physiologique dont le premier principe consiste à établir la satisfaction normale du besoin sexuel.

D'autre part, il convient de proscrire toutes lectures, spectacles ou conversations susceptibles de susciter le désir ou de stimuler les tendances érotiques. Les personnes qui accueillent complaisamment, au cours de la journée les pensées voluptueuses qui s'élaborent en eux ou qui naissent sous l'effet d'une cause extérieure ne doivent s'en prendre qu'à elles-mêmes si leurs nuits sont troublées.

S'il est vrai que l'appareil génital postule l'accomplissement de la fonction qui le caractérise, l'imagination réagira sur l'organe dès qu'elle se trouve accaparée par des images lascives. Là encore apparaît primordial le rôle d'un self-control inflexible et rationnel.

XVI
Imagination et érotomanie

Le rôle de l'imagination dans les propensions sexuelles est évidemment considérable. Cependant nombre d'hommes le méconnaissent. On voit attribuer communément au besoin physiologique normal, les excitations nées de la pensée elle-même.

Le désir qui correspond à un réel besoin fonctionnel est déterminé par la réplétion des vésicules séminales. Or, à moins que l'on n'excite (par une alimentation aphrodisiaque ou par une dépense spermatique abondante) l'appareil excréteur, une quinzaine de jours, environ, sont nécessaires, après une éjaculation, pour en reformer la substance.

Divers spécialistes ont même envisagé que le rythme normal du désir masculin s'approchait du rythme des époques féminines. L'homme serait porté à ensemencer, environ une fois tous les 28 jours, avant ou après les règles, le terrain à féconder.

Cette théorie, plus ingénieuse que vérifiable, est néanmoins plus près de la vérité que celle qui prétend normal le coït trihebdomadaire.

L'exacte vérité est que la production spermatique normale varie pour chaque organisme masculin. Elle dépend, très vraisemblablement de la vigueur endocrinienne. Un homme se trouve posséder des glandes à gros rendement ; un autre, aussi vigoureux que le premier à tous points de vue extra-sexuel manifeste une moindre puissance d'excrétion.

Personne ne doute du dommage occasionné par le fait de dépenser davantage que son revenu. Ce dommage consiste à entamer, à diminuer le capital.

En physiologie comme en finances, celui qui dépense plus qu'il ne produit, détériore l'agent producteur, le capital-force, le capital-vie, c'est-à-dire l'organisme.

Si personne ne doute de cela, nombreux sont ceux qui s'illusionnent sur leurs capacités réelles. Ils se figurent dépenser leur revenu et, en réalité, ils en épuisent la source.

D'où vient cela ?

Du fait que sous l'empire d'imaginations luxurieuses, sensuelles, lascives, une excitation physique se produit qui incite au coït, plus puissamment encore que l'excitation proprement organique.

Un exemple – et une leçon – nous sont donnés par les animaux. Ceux-ci ne coïtent qu'à certaines époques fixes. Un rythme fonctionnel les pousse à l'amour aux moments prévus par la nature. C'est ce qu'on appelle le rut. Hors du rut, l'animal est profondément indifférent à l'égard de la sexualité. Le mâle ne recherche pas la femelle. Celle-ci ne le trouble en aucune façon. C'est que l'animal réunit trois conditions d'équilibre sexuel :

1° Il s'alimente sainement, sans excès, sans excitants ;

2° Il n'a pas plus de propension pour l'amour que pour ses autres besoins ;

3° Enfin il n'est pas accessible aux stimulations imaginatives.

L'homme, au contraire :

— absorbe une proportion excessive d'aliments aphrodisiaques ;

— envisage la joie sexuelle avec surestimation ;

— laisse complaisamment toutes sortes d'images érotiques envahir sa pensée.

Il nous semble intéressant de définir quelques-uns des processus psychiques suivant lesquels l'imagination surexcite extra-physiologiquement l'instinct sexuel.

Tout d'abord, il faut noter, si paradoxal que cela paraisse, le sentiment perpétuel d'inassouvissement qui résulte lui-même du fait que l'amour physique promet infiniment plus qu'il ne tient.

Lors de ses premiers désirs, l'homme surestime imaginativement les délices de la possession. (La littérature n'est pas étrangère à cette illusion.) Il est donc nécessairement et toujours déçu. Certes, il trouve un plaisir très appréciable, mais pas exactement ce qu'il avait rêvé. A moins qu'il soit pourvu d'un robuste bon sens et qu'il envisage le coït dans les justes proportions d'un assouvissement fonctionnel, il cherchera donc à poursuivre la conquête d'un degré de plaisir inaccessible. Il sera alors porté à réitérer le coït plus que de raison, à essayer toutes les postures possibles et imaginables, et à le pimenter de pratiques vicieuses. Ce n'est pas tout.

Ayant épuisé, avec sa conjointe toute la gamme des caresses et n'y ayant jamais atteint la volupté idéale, il sera tenté par d'autres types féminins. Ce que l'une ne lui a pas procuré, l'autre, lui semble-t-il, lui dispensera.

Ainsi chaque nouvelle désillusion sera suivie de nouveaux désirs pour d'autres sujets.

Tel est le cas le plus fréquent. Il comporte l'excès, l'abus, par forcément l'aberration. Mais quand l'homme porte en lui-même quelques prédispositions à l'exhibitionnisme, au masochisme, au sadisme ou à tout autre dérèglement, il y est amené presque irrésistiblement.

Lassé de l'amour normal parce que toujours déçu ou blasé, mais toujours obsédé par des imaginations voluptueuses, l'un se rappelle, en voyant passer un jeune garçon, quelque intimité de collège. De là à rechercher le contact sodomitique de jeunes gens, il n'y a qu'un pas.

L'autre se remémore, comme J.-J. Rousseau, le trouble sexuel que lui procura vers sa douzième année, une fessée reçue des mains de son institutrice ou de sa gouvernante : il peut devenir flagellomane.

Le lecteur attentif des précédents chapitres n'aura aucune difficulté à comprendre, maintenant, l'origine imaginative des vices les plus variés.

Parallèlement aux impulsions spontanées, à celles qui s'élaborent d'elles-mêmes dans la subconscience individuelle réactionnée par l'instinct, il convient de noter, aussi, celles que déterminent les causes extérieures.

Nous disions, plus haut, que l'animal, en dehors de la période de rut, regarde la femelle d'un œil indifférent.

Mais l'homme, même au sortir des bras de celle qu'il aime, ne saurait – sauf exceptions assez rares – demeurer insensible aux attraits du beau sexe. Il voit, au cours de la journée, $n + 1$ jeunes filles ou femmes de types variés. Toutes celles qui possèdent un élément de charme qu'il apprécie particulièrement réactionnent inconsciemment son instinct sexuel.

La littérature, la peinture, la musique, le spectacle, agissent aussi sur l'imagination, et, par le truchement de cette dernière, sur le sensorium.

En définitive l'homme se trouve sollicité activement, de divers côtés, au plaisir vénérien et il lui faut un solide équilibre mental pour se dérober aux incitations super-physiologiques.

Il lui faut, notamment, assez de bon sens pour comprendre qu'en l'espèce, nous sommes tous limités et que toute dépense excessive rapproche le moment où l'on devient impropre à l'acte sexuel. Dépenser modérément permet d'user des joies sexuelles durant une plus longue période. On voit même des vieillards âgés de 70 ou 80 ans conserver leur virilité, en récompense de leur modération passée.

Si on réfléchit ; enfin, aux impedimenta qu'entraîne la passion sexuelle, aux complications, aux dépenses, aux asservissements qu'elle comporte, on ne tarde pas à désirer se libérer à cet égard de tout penchant excessif et réduire à sa juste importance dans la vie la question de l'amour physique.

XVII
Mysticisme et érotisme

Nous avons vu, au chapitre XV, un des complexes les plus bizarres que puissent produire le mysticisme et l'érotisme. Ce n'est pas le seul. L'obligation de continence faite par la religion aux membres du clergé et aux célibataires aboutit souvent à des aberrations que les travaux de Freud ont éclairés d'un jour nouveau. Les hallucinations luxurieuses de Saint Antoine ne sont pas exceptionnelles et, dans nos temps modernes, ils ont leur réplique en la personne de l'écrivain Huysmans. On sait que ce dernier, tardivement converti, fit une retraite dans un couvent. Il raconte lui-même que chaque nuit, dans sa cellule obscure, il se trouvait assailli de pensées horriblement lubriques et que tous ses efforts pour les écarter restaient vains. Il essayait de prier, d'évoquer le pur visage de Marie, d'appeler à lui de pieuses pensées. Plus il s'y efforçait, plus les tentations et les images obscènes se multipliaient.

Ces réactions d'une subconscience jusque-là dévoyée, Huysmans, en bon mystique, les attribue au démon. Cet esprit révolté, auteur de l'initiale tentation du jardin édénique, continue, disent les aberrants de la mysticité, son rôle de tentateur. Avez-vous une pensée coupable ? C'est le démon qui vous l'insuffle. Une femme vous plaît-elle ? C'est le démon qui vous tente.

Il s'ensuit un état de double conscience toujours pénible et souvent accompagné de troubles graves.

Nous avons eu à nous occuper jadis d'un cas extrêmement intéressant de double conscience où la mysticité et l'amour se combattaient fâcheusement. L'héroïne en est morte il y a bien longtemps. Nous pouvons donc décrire son histoire, l'une des plus navrantes qu'il nous ait été donné de connaître.

Odette B… avait 30 ans. Elle était célibataire, très pieuse. A vingt ans, elle avait été fiancée au vicomte de M. … Mais le décès de sa mère, qui laissait deux petites filles en bas âge l'avait obligée à rompre ses fiançailles, car, avant de rendre le dernier soupir, la mère d'Odette B… lui fit promettre d'élever ses deux jeunes sœurs, d'être pour elles une seconde mère.

« Entre l'amour et le devoir, disait-elle, j'ai choisi le devoir ». Ce fut l'origine de ses troubles futurs, il est à remarquer que ce qu'elle entendait par devoir – c'est-à-dire la renonciation à son mariage pour se mieux consacrer à ses sœurs, était dû à une exagération mystique de la juste notion du devoir. Une personne équilibrée eût, en effet, concilié les deux points de vue, qui ne s'opposaient pas nécessairement.

De vingt à trente ans, elle eut parfois de vifs penchants pour certains hommes. Elle les réprima. Elle fut courtisée. Elle aimait à l'être. Mais elle contentait facticement les élans de son cœur et de sa chair par des flirts auxquels elle se dérobait dès qu'ils prenaient une allure pressante.

Mais vint un jour où ce ne fut pas un banal soupirant qui la courtisa : ce fut un homme ardent, volontaire, tenace et persuasif. De plus, elle se prit à ressentir une très vive inclinaison pour cet homme. Ceci aurait peut-être donné lieu à un mariage, mais l'amoureux, positiviste et absolument réfractaire à la religion, lui inspirait – en même temps que de l'amour – une crainte et même quelque aversion.

Très pressant, très actif, il lui fit une cour des plus assidues. Elle aurait voulu l'interrompre, mais, en présence de son prétendant, elle perdait une grande partie de son autocontrôle et ne pouvait se résoudre à l'évincer.

Pendant une année entière, elle se débattit entre l'impulsion naturelle d'accepter d'épouser cet homme et le sentiment religieux qui lui interdisait de s'allier à un incroyant.

Bientôt, s'enhardissant, son amoureux lui prodigua des baisers d'abord timides, puis de plus en plus passionnés. La pauvre fille ne savait dérober ses lèvres à celles de l'homme qu'elle aimait. Aussitôt après, l'état de conscience seconde survenait. Un remords l'envahissait d'avoir reçu une caresse défendue hors de l'état de mariage et surtout de l'avoir reçue d'un individu qu'elle ne pouvait épouser.

Elle prit alors la décision de ne plus se rendre au rendez-vous journalier, mais un nouveau trouble l'y contraignit.

A l'heure même où elle savait qu'il l'attendait, il lui semblait, dans la pénombre de sa chambre, voir briller l'impérieux regard de l'amant. Elle se sentait bientôt fascinée, subjuguée, et malgré toute résistance, obligée d'aller au rendez-vous.

Cette situation ne tarda pas à s'aggraver. Ce fut l'incubat tel que nous l'avons décrit.

Chaque nuit elle se sentait invisiblement possédée et, dans son rêve, elle s'abandonnait à l'étreinte, elle en jouissait éperdument. Aussi son réveil était-il atroce, et ses journées pleines de remords et de regrets de n'être plus en état de pureté.

Un système nerveux ne résiste pas à un semblable surmenage.

La demoiselle B... dut bientôt s'aliter en pleine consomption et elle mourut peu après.

L'une des aberrations les plus curieuses à quoi ait donné lieu la mysticité est le culte de Satan ou satanisme. Convaincus de l'existence du prince de l'Enfer, il s'est trouvé (et il existe encore) des dévoyés qui, las d'adorer le Dieu prohibiteur des plaisirs sensuels se mettent à implorer du démon les moyens de satisfaire leurs vices et leurs appétits de toute nature.

Leur philosophie est toute contenue dans la proposition suivante :

Si pour se rendre agréable à Dieu, il convient de s'imposer des mortifications, ce sera, au contraire en s'adonnant à la lubricité qu'on parviendra à complaire à l'esprit des ténèbres. Aussi les adorateurs du démon ont-ils inventé la « messe noire ».

Cette messe – parodie sacrilège de l'autre – doit être célébrée par un prêtre interdit. Les assistants, nus, répartis en couples dans des postures libidineuses, se rangent en face de l'autel. Un Christ grotesque, affublé d'une énorme virilité, qui s'érige, est placé devant les fidèles. L'office commence, servi non par un enfant innocent, mais par un pédéraste avéré que sodomisera le prêtre après la consécration.

Avant celle-ci, l'officiant invoque longuement Satan, Astaroth et Belzébuth. Pour leur rendre hommage, il injurie grossièrement le Christ. Puis il consacre les espèces et souille l'hostie dont plusieurs fidèles particulièrement dévotieux se disputent les parcelles afin de communier ignoblement.

Enfin, les couples présents, exhortés à offrir au démon l'hommage de leurs péchés, s'étreignent et perpètrent les plus odieuses aberrations.

Au Moyen-âge, ces rites affreux s'aggravaient du meurtre d'un enfant nouveau-né dont le sang répandu dans le ciboire, figurait le vin du Saint Sacrifice.

Table des matières

ISBN ebook : 9782512008408
ISBN papier : 9782512009603
Dépôt légal : D/2018/12603/132

Couverture : © Hélène Massart
Conception numérique : Primento, le partenaire numérique
des éditeurs